Ameer Alameedee

Avaliação do efeito de certos adesivos quando utilizados como cola

Ameer Alameedee

Avaliação do efeito de certos adesivos quando utilizados como cola

ScienciaScripts

Imprint
Any brand names and product names mentioned in this book are subject to trademark, brand or patent protection and are trademarks or registered trademarks of their respective holders. The use of brand names, product names, common names, trade names, product descriptions etc. even without a particular marking in this work is in no way to be construed to mean that such names may be regarded as unrestricted in respect of trademark and brand protection legislation and could thus be used by anyone.

Cover image: www.ingimage.com

This book is a translation from the original published under ISBN 978-3-659-91106-4.

Publisher:
Sciencia Scripts
is a trademark of
Dodo Books Indian Ocean Ltd. and OmniScriptum S.R.L publishing group

120 High Road, East Finchley, London, N2 9ED, United Kingdom
Str. Armeneasca 28/1, office 1, Chisinau MD-2012, Republic of Moldova, Europe
Printed at: see last page
ISBN: 978-620-7-94485-9

Índice:

Faculdade de Medicina Dentária da Universidade
de Bagdade
Departamento de Medicina Dentária Conservadora

Avaliação do efeito de certos adesivos quando utilizados como agente de ligação no selamento marginal de restaurações de compósito e amálgama de classe V. (Estudo in vitro)

por
Amccr H. AL-Amiedy
(B.D.S., D.D.H)

بسم الله الرحمن الرحيم

(والله أخرجكم من بطون أمهاتكم لا تعلمون شيئا و جعل لكم السمع

و الأبصار و الأفئدة لعلكم تشكرون)

صدق الله العظيم

(سورة النحل / الآية 78)

Reconhecimento

Em primeiro lugar, agradeço a **Alá (^*Jj)** por me ter concedido a vontade e a força necessárias para a realização desta investigação, e rezo para que as Suas bênçãos sobre mim continuem ao longo da minha vida, e uma paz especial para o Seu mensageiro **Maomé** (^j   ).

Os meus profundos agradecimentos ao **Ministério do Ensino Superior e da Investigação Científica, à Universidade de Bagdade e à Faculdade de Medicina Dentária** por me terem dado esta oportunidade de continuar os meus estudos. A minha profunda gratidão, o meu grande agradecimento e a minha dívida vão para o **Reitor da Faculdade de Medicina Dentária da Universidade de Bagdade, Prof. Dr. Nazar AL-Talabani,** pela sua grande ajuda e apoio durante o meu estudo. A minha profunda gratidão e apreço vão para os meus supervisores, **Prof. Dr. Ali H. AL-Kafaji** e Prof. **Dr. Abdul Alwahid Ragih,** pela sua paciência e comentários muito úteis, pelas suas ideias brilhantes, orientação, informação técnica fornecida, pela sua generosidade em conceder conhecimentos, experiência e tempo durante a supervisão deste trabalho. A minha profunda gratidão e o meu sincero apreço são extensivos a **todos os funcionários superiores** do departamento de Dentisteria Conservadora pela sua grande ajuda e conselhos valiosos. Gostaria de expressar os meus agradecimentos ao **Prof. Dr. Dakhil** e a **todos os funcionários superiores da Universidade de Babylon pelos** seus esforços e assistência inesquecíveis.

Gostaria de expressar os meus agradecimentos a **todos os médicos e farmácias do Centro Médico Tóxico, da cidade médica de Bagdade, e gostaria** de agradecer a compreensão da **minha mulher** durante o período deste estudo. Por último, a todos os que me ensinaram **tudo o que** é útil ao longo da minha vida: **Obrigado.**

<u>**RESUMO**</u>

Este trabalho representa uma tentativa de utilizar o adesivo de cianoacrilato como alternativa para os adesivos multiusos da 3M, nas restaurações de compósito e amálgama.

Neste trabalho foram utilizados 72 dentes pré-molares superiores extraídos para fins ortodônticos.

São divididos aleatoriamente em três grupos experimentais, ou seja, vinte e quatro dentes para cada grupo.

Foi preparada uma cavidade convencional padronizada de Classe V nas superfícies vestibulares com restaurações de compósito e nas superfícies linguais com restaurações de amálgama em cada dente. Todas as cavidades foram limpas e depois condicionadas com ácido durante 15 segundos, exceto o grupo de amálgama de controlo. De seguida, os dentes foram armazenados numa solução salina normal fisiológica a 37°C em incubação por períodos de envelhecimento de um dia, duas semanas e um mês.

A termociclagem foi utilizada para investigar o efeito das alterações de temperatura na adaptação dos materiais de restauração às paredes da cavidade e para estimular alterações de temperatura como no ambiente oral, este processo pode resultar em alterações do microespaço à volta das restaurações. Os dentes foram impedidos em blocos de resina acrílica de polimerização a frio e seccionados longitudinalmente no sentido vestíbulo-lingual através do centro das restaurações para avaliar o nível de penetração do corante.

Outros testes foram realizados utilizando a técnica de Vogel, e o método de Brady (indicador 2,4-Dinitro fenil hidrazina) alternativamente realizado neste fluido dos seis grupos acima mencionados, incluindo a libertação de formaldeído e cianeto. Outros testes foram realizados por contacto direto com o adesivo de cianoacrilato colocado como uma camada com área de 30 mm2, em lâminas de vidro em períodos de envelhecimento semelhantes. Estas amostras foram imersas em soluções de Ph 4, 5.2, 5.9, 7 respetivamente, em simultâneo, tendo sido medido o efeito da solução neste contacto direto com o adesivo de cianoacrilato. Outros testes foram efectuados medindo o pH do adesivo de cianoacrilato.

Os testes combinados de cisalhamento e tração foram realizados para medir a força de adesão, aplicando força para remover a obturação das amostras da cavidade. Cada amostra contém oito dentes para um período de envelhecimento de 24 e 48 horas em solução salina fisiológica normal.

Os resultados obtidos mostraram que os valores de microfugas observados nos grupos ligados eram significativamente mais baixos do que os dos grupos não ligados.

O adesivo de cianoacrilato apresenta um comportamento semelhante ao dos adesivos dentários multiusos da 3M na microinfiltração com enchimento de amálgama.

Os resultados também mostram que não foi observada toxicidade em nenhuma das amostras de fluido testadas. No entanto, não se registou qualquer efeito da água na dissolução do adesivo de cianoacrilato e o valor de pH do adesivo de cianoacrilato é de cerca de seis (ácido fraco).

Os ensaios combinados de cisalhamento e tração resultam em fratura no interior do enchimento, o que sugere que a força adesiva é superior à força coesiva.

Capítulo 1

<u>**INTRODUÇÃO**</u>

A micro fuga é o maior problema entre a parte do dente e os materiais de restauração. No entanto, as micro lacunas criadas na margem causam a entrada de bactérias, precipitando manchas, cáries secundárias, restaurações defeituosas, sensibilidade e possíveis patologias pulpares (AL-Khafaji e Jacobsen 1982). A procura de restaurações estéticas e de materiais alternativos para substituir as restaurações de amálgama levou à procura de materiais de cor dentária para preencher os requisitos das propriedades físicas da amálgama. Para cumprir estes requisitos, a resina composta foi introduzida como um material de restauração alternativo à amálgama para dentes posteriores. (Baratieri e Ritter ,2001.)(Van Dijken etal,1999)(Rosin, etal.2002).

Vários sistemas adesivos, desenvolvidos ao longo de duas décadas, foram bem sucedidos mas não eliminaram a microinfiltração, no entanto, durante os últimos dezassete anos, foram feitos progressos significativos no desenvolvimento de sistemas adesivos dentários alternativos. Alguns dos sistemas mais promissores baseiam-se em estruturas multifuncionais que contêm ligações duplas de vinilo polimerizáveis e grupos isocianina reactivos. Estes materiais estão agrupados sob as propriedades únicas dos adesivos de cianoacrilato, que foram descritos pela primeira vez em 1949, e o seu potencial como adesivos foi rapidamente reconhecido (Cover 1959). Os cianoacrilatos também têm aplicação clínica na medicina dentária e na medicina, como se pode ver na tabela (1-2) (AL-Khafaji e Jacobsen 1982) (Buonoco etal.1965).

Tabela (1) Propriedades químicas do cianoacrilato de etilo (supercola) (Peter et al., 2004).

Imóveis	Descrição
Denominação química	Super cola (cianoacrilato de etilo)
Fórmula química	C6H7NO2
Ponto de ebulição	65C
Ponto de inflamação	82.77 C

Pressão de vapor	<0,27 Kpa a 25 C

A propriedade bioquímica de um adesivo de cianoacrilato é um composto sintetizado por condensação de cianoacetato com formaldeído na presença de um catalisador (Kilpikari etal., 1986). A aplicação de uma película adesiva de cianoacrilato desenvolve-se por polimerização rápida de 5-60 segundos, desencadeada por grupos hidroxilo na superfície a colar. A água pode atuar como catalisador para ativar esta polimerização aniónica (Peter et al., 2004). (Cahn etal., 2002). Dado que o tecido proteico contém muitos resíduos de base, o potencial para uma boa humidificação das proteínas torna os cianoacrilatos extremamente adesivos ao tecido biológico; os cianoacrilatos mantêm as suas qualidades adesivas mesmo na presença de humidade e têm as vantagens adicionais de serem bacteriostáticos e hemostáticos (Herod EL, 1990).

Tabela (2) Os exemplos de aplicação atual e potencial do cianoacrelato em medicina dentária. (Peter et al., 2004).

Área de especialidade	Aplicações actuais ou potenciais
Endodontia	Selagem de dentina
Periodontia	Dentes dessensibilizantes
Medicina dentária preventiva	Selante de fossas e fissuras
Área de especialidade	Aplicações actuais ou potenciais
Medicina dentária conservadora	Infiltração de porosidades em tecido de cárie precoce
Cirurgia buco-maxilo-facial	*Adesivo de tecido*

Ortodontia	*Colagem de brackets ortodônticos*
Próteses	*Reparação de próteses dentárias*

Embora o cianoacrilato seja considerado mutagénico nas suas propriedades, é considerado seguro para uso médico e dentário pela sua capacidade de polimerizar ou endurecer à temperatura ambiente sem necessidade de qualquer agente de ligação ou catalisador (Kent e Olson, 1999). O sucesso da utilização deste material adesivo em ortodontia deve chamar a nossa atenção para a sua utilização em obturações dentárias conservadoras.

....

Revisão da literatura
1-   1 Amálgamas dentárias:

A amálgama dentária tem sido utilizada com sucesso há mais de 170 anos como material de restauração. Tem várias vantagens, como uma fácil manipulação, colocação, boa resistência ao desgaste, preparação técnica simples, esperança de vida aceitável e baixo custo (Berry etal,. 1994). Em medicina dentária, é comum utilizar o termo amálgama para designar a amálgama dentária. (Sturdevant L M. 1995).

1-   1-1 História;

A amálgama dentária foi descoberta na China como prata derretida, aquecida numa panela de ferro e depois parcialmente arrefecida atirando-a ao ar a uma distância de 20 passos, tendo sido utilizada como material de restauração dentária há pelo menos 1300 anos, durante o período chinês. (His Tao C, 1958), uma pasta de prata foi alegadamente utilizada nos dentes já em 659 d.C. na China (Berry TG etal,. 1998).

[th] [th]A fórmula básica da amálgama dentária não sofreu alterações significativas durante várias centenas de anos, mesmo nos séculos XVII e XVIII, em França, um material de restauração semelhante à amálgama, denominado cimento D'Arcets, com uma relação mercúrio/liga de 1:17, foi aquecido a cerca de 100°C e vertido diretamente em cavidades não anestesiadas. (Gueerini Aetal., 1909).

Nos Estados Unidos, por volta de 1833, os tampões de amálgama passaram a ser utilizados como obturações em vez de restaurações de ouro, o que suscitou uma preocupação considerável devido à formação de manchas negras na superfície, que eram consideradas um perigo para a saúde (Payne J. 1974).

O professor Townsend, em 1855, comercializou a sua própria fórmula, designada por Townsend, s alloy, que se manteve até 1863 (McBain JW; JAOYNER RA.1912). Este facto levou o professor Townsend, em 1855, a comercializar a sua própria fórmula, com o rácio de 4 partes de prata para 5 partes de estanho, denominada liga de Townsend.

Em 1895, G.V. Black, que era médico e dentista. Acrescentou a sua própria investigação original à observação publicada de J. Foster Flagg e outros e deu à investigação dentária a sua primeira introdução real ao método científico. Os estudos originais sobre a amálgama tratavam principalmente de compreender a base da contração e expansão. Este fenómeno enigmático parecia então conter o segredo da adaptação marginal e da falha do selamento da cavidade.

O primeiro estudo sobre a reação de amálgama que se baseou em factos aceites pelos químicos físicos foi realizado em 1907, quando Petrenko descobriu cristais de Ag3Sn.

Em 1912, McBain e Joyner simplificaram demasiado as reacções da fase de presa da amálgama ao interpretarem os seus próprios dados. (McBain J.W e Joyner R.A.1912).

Em 1959, o Dr. Wilmer Eames recomendou uma proporção de 1:1 de mercúrio para a liga, baixando assim a proporção de 8:5 de mercúrio para a liga que outros tinham recomendado (Eames WB. 1959).

A adição de cobre e zinco deu origem às amálgamas mais recentes produzidas pelos primeiros fabricantes de produtos dentários; a composição básica era de 65% Ag, 30%Sn, 5%Cu e 4%Zn. (Gueerini A. 1909), (Sock well CL 1977), o efeito vantajoso do cobre na corrosão não era claro até Innes e Youldehis (Innes DB, Youldelis WV.1963).

Em 1962, foi introduzida uma liga dentária de partículas esféricas, adicionando esferas de prata-cobre à liga de amálgama convencional com a intenção de produzir amálgama endurecida por dispersão, essa liga esférica de prata foi introduzida em 1963 (Barrer RM, 1996). (Innes DBK, Youdelis WV. 1963).

Em 1963, Innes e Youldehis Youldehis introduziram uma liga de amálgama reforçada por dispersão com um teor de cobre de cerca de 12%, o que teve um significado histórico nos materiais dentários. O aumento do cobre eliminou a formação das duas fases gama fracas da reação de presa (Innes DB; Youldelis WV, 1963).

Viohl, em 1981, ofereceu uma explicação geral das vantagens aparentes desta liga, observando que, juntamente com a fase gama, estão presentes duas fases eutécticas de cobre. Estas fases estão separadas mas muito próximas uma da outra na estrutura cristalina eliminada. A fase gama é rica em prata e a fase gama2 é rica em cobre. Após a trituração, pensa-se que uma parte do estanho disponível reage com o cobre eutéctico para formar o Cu3Sn e tem a reputação de desaparecer, o estanho difunde-se lentamente no cobre prateado eutéctico e produz gradualmente mais fase Cu3Sn (Marshall G.W.1976).

Consequentemente, as ligas de amálgama dentária tornaram-se, principalmente, ligas de três componentes (ternárias) de prata, estanho e cobre com proporções menores de outros elementos. Durante o início da década de 1960, foi manifestado interesse na utilização de partículas de liga mais regulares do que os sistemas de corte de forma irregular, que tinham sido utilizados até essa altura.

Foram concebidos dois métodos de produção destas partículas, sendo o primeiro a ATOMIZAÇÃO POR ÁGUA que produziu uma gama de formas de partículas suaves, algumas das quais esféricas, enquanto que a ATOMIZAÇÃO POR GÁS produziu partículas verdadeiramente esféricas. Verificou-se que as amálgamas fabricadas com estas ligas apresentavam tempos de presa bastante curtos e, frequentemente, observava-se uma contração geral da presa.

Recentemente, foi manifestado um interesse considerável nas chamadas amálgamas de prata de alto teor de cobre, nas quais o teor de cobre das partículas da liga pode atingir 30% (peso). Apropriadamente, as amálgamas formuladas com alto teor de cobre oferecem uma melhor integridade marginal. Durante os anos 70, foram desenvolvidas muitas ligas de amálgama contendo entre 6% e 30% de cobre (Anderson JN: Applied dental materials, 6thed., 1976.).

A liga de prata, cobre, estanho e índio cria uma verdadeira liga de quartzo, na qual quase nenhum estanho está disponível para reagir com o mercúrio quando misturado com o pó (Malhorta ami; Asger K.1981). Ao longo dos anos, muitos metais foram combinados com o mercúrio, incluindo a platina, o paládio, o ouro, o cádmio, o zinco, o antimónio e o bismuto. (Anderson MH, McCoy RB. 1993).

Verificou-se que os seguintes factores são importantes para reduzir a fuga marginal da restauração de amálgama:

A- Aumento da plasticidade da mistura.

B- Aumento da força de condensação.

C-Condensação para cada incremento, diretamente ao longo ou contra as paredes da cavidade em impulsos de sobreposição.

D- Amálgama polida após condensação.

Forma das partículas da liga de amálgama E.

F- Tipos de ligas de amálgama.

G- Propriedades físicas da amálgama, como a corrosão, (MarhlerDB, NetsonLW. 1984).

l-   2Resion Composites:
1-   2-lTerminologia:

O termo material compósito refere-se a uma combinação tridimensional de pelo menos dois materiais quimicamente diferentes com uma interface distinta que separa os componentes. Quando corretamente construída, esta combinação de materiais fornece propriedades que não poderiam ser obtidas com qualquer um dos componentes actuando isoladamente (Lioyd Baum etal,.1995)

1-   2-2 História ;

Historicamente, têm sido utilizados quatro tipos de materiais de preenchimento anterior como restaurações dentárias estéticas directas: silicatos, polímeros acrílicos (não preenchidos), polímeros de dimetacrilato contendo agentes de reforço inorgânicos (compósito) e materiais de restauração de ionómero.

(Craig RG, O'Brien WJ. 1996.) Melhorando as características das resinas acrílicas não preenchidas, Bowen do National Bureau of Standards em 1962, denominado National Institute of Standards Technology, desenvolveu um material de restauração dentária polimérico reforçado com partículas de sílica, que se tornou a base para restaurações, geralmente designadas por compósitos, mas que são precisamente designadas por compósitos à base de resina, uma vez que consistem basicamente em misturas heterogéneas de matriz de resina orgânica nas quais estão dispersas cargas inorgânicas, em vez de uma combinação de resina (Bowen R.L . 1962,)(ADA Council . 1997). Tornaram-se rapidamente aceites, substituindo o cimento de silicato e a resina acrílica, devido à sua melhor resistência ao desgaste, coeficiente de expansão térmica reduzido, maior amplitude de aplicação, facilidade de manipulação e microinfiltração reduzida, o que melhora o seu desempenho clínico, mas ainda com algum défice de perfeição (Craig R.G,1981)(Asmussen E ,1985). Os materiais compósitos tornaram-se a base da medicina dentária moderna (Jean-Michel Dietschi, 1996). O compósito dentário é uma mistura de partículas de vidro de silicato com um monómero acrílico que é polimerizado durante a aplicação. As partículas de silicato proporcionam um reforço mecânico da mistura e produzem transmissão e dispersão da luz, o que confere à mistura uma translucidez semelhante à do esmalte. Os monómeros acrílicos tornam a mistura fluida e moldável (Sturdevant .1995).

As resinas compostas, os materiais de preenchimento da cor do dente mais amplamente utilizados, apresentam uma melhoria em relação às resinas não preenchidas, mas ainda têm deficiências, que incluem a contração da polimerização e um coeficiente de expansão térmica relativamente elevado, o que resulta numa má adaptação da resina à estrutura do dente e subsequente fuga nas margens (Ortiz ETAL,.1979).

A microinfiltração marginal está associada a lacunas marginais, que podem ocorrer por várias razões (Asmussen E. 1983), esta por contração da resina composta durante a polimerização predispõe à formação de lacunas.

A quantidade de contração depende do tipo de compósito, quanto mais bis-GMA, menor a contração e menor a lacuna (Hembree J H .Taylar T.1985).

A presença de cargas inorgânicas também reduz esta contração. Esta falha no material pode ser eliminada de várias formas, utilizando a técnica de corrosão ácida para reduzir as fugas.

Também as alterações dimensionais na presa podem ser controladas utilizando material de iniciação ligeira e colocando a restauração em pequenos incrementos, polimerizando completamente cada incremento antes de efetuar uma nova adição (Review for the clinical.1985).

Para além da contração da polimerização, uma diminuição da temperatura de uma restauração de compósito pode causar lacunas marginais. Isto é uma consequência da diferença no coeficiente de expansão térmica entre o compósito e o dente, tendo o compósito o maior coeficiente. (Asmussen. 1983).

Outro fator é a deformação mecânica, que pode levar à rutura marginal. A rutura é mais provável nestes produtos com valores mais baixos de módulo de elasticidade. O módulo depende principalmente do teor de carga inorgânica.

Os materiais com baixo teor de carga, tais como os compósitos microenchidos, são mais susceptíveis de deformação mecânica (Cobe .1984).

Além disso, o armazenamento de espécimes durante um período de tempo permitiria alguma sorção de água pela resina e a subsequente expansão da restauração.

Esta expansão não permitiria estabelecer uma vedação marginal perfeita. Além disso, as tensões térmicas actuam rapidamente para produzir microinfiltração (Cim etal., 1987).

Factores de efeito do compósito dentário de microfugas:

A-Contração de polimerização.

B- Co-eficiências de expansão térmica

C-Absorção de água.

D- os pinos dentários.

1- 3 Microfugas :

Pode ser definida como a infiltração de fluidos orais, bactérias, materiais tóxicos e iões solúveis no espaço entre a restauração e as paredes da cavidade.

As microfugas causam muitos problemas, tais como sensibilidade pós-operatória, irritação da polpa, especialmente em cavidades profundas, alterações de cor da estrutura dentária à volta da restauração e cáries secundárias à volta das margens da restauração (AL-Khafaji A.H.e Jacobsen P.H. 1982) (Going,1984).

A dentina esclerótica actua como uma barreira à penetração, enquanto a dentina normal é menos resistente devido ao seu padrão tubular aberto, que permite o fluxo de fluido de e para a polpa (Bauer, JG. E Henson, JL.1985).

A microinfiltração está a ser utilizada como medida através da qual os clínicos e investigadores podem prever o desempenho dos materiais de restauração no ambiente oral.

1- 3-1 Métodos de medição da microinfiltração:

Foram utilizadas numerosas técnicas para avaliar a adaptação dos materiais de restauração às paredes cavitárias, tanto in vitro como in vitro:

A- Penetração do corante.

B-Isótopos radioactivos.

C-Bactérias.

D-Pressão do ar.

E-Cáries artificiais.

F- Análises das actividades neutrónicas.

G- Conduta a partir da técnica métrica.

H-A quantidade da técnica do traçador radioativo.

I-Microscopia eletrónica de varrimento.

J-Outros, a técnica inclui: Marcas químicas. Microscópio de luz reflectida, penetração capilar, técnica de réplica, gravação de iões, condutividade eléctrica, ciclagem térmica (troca de fluidos), ciclagem mecânica e, como nossa técnica, utilizamos a penetração de corante, que é o método mais antigo e mais comum para o estudo de microfugas em torno de restaurações. As primeiras experiências foram efectuadas em tubos de vidro rugosos (Grossman .1939), para estimular a superfície do tecido dentário, mas trabalhos posteriores envolveram a utilização de dentes humanos ou bovinos extraídos (Hysch L. e Weinteb M M .1958).

Em geral, o método envolveu a colocação de uma restauração em dentes extraídos e a imersão da amostra em solução corante, após um intervalo de tempo o dente foi removido, seccionado e examinado para estabelecer a extensão da penetração do corante em torno do material de enchimento.

O azul de metileno, a eosina, o metilvioleta, o hematoxileno, o cloreto de mercúrio, o corante de anilina vermelha solúvel Prontosil e o corante fluorescente são alguns dos muitos corantes que têm sido utilizados. O corante azul de metileno foi considerado útil como marcador de microfugas porque é detetável em concentrações diluídas, fácil de fotografar, barato, não tóxico e permite resultados mais reprodutíveis (Going. 1972).

1- 3-2 Fator relacionado com a microfuga de forma:

A- Resultados da adaptação inicial da restauração à parede da cavidade.

B- A solubilidade de cimentos, revestimentos ou bases.

C- A diferença entre o coeficiente de expansão térmica dos materiais de restauração e o dente (Pashley DH e Dedpew DD. 1986) D-Absorção de água.

E-Utilização de pinos dentários. F - Contração por polimerização.

1-   4 Agente de ligação:

Um agente de ligação ou um sistema adesivo pode então ser definido como uma substância intermédia que, quando aplicada às superfícies das substâncias, pode uni-las e torná-las resistentes à separação (Fusayama etal., 1979).

1-   4- 1 Histórias, desenvolvimento e classificação:

Primeira geração;

A primeira tentativa de desenvolver um sistema adesivo para a colagem de resina acrílica à estrutura dentária foi efectuada por Hagger em 1949.

Mclean e Kramer aperceberam-se das vantagens de produzir uma restauração adesiva numa investigação de um adesivo para enchimento de resina acrílica em 1952 (Mclean JW, Kramer IRH.1952).

Buonocore etal 1956 relataram há quase quatro décadas que uma resina contendo dimetacrilatos de ácido glicerofosfórico podia aderir à superfície dentinária condicionada com ácido clorídrico. No entanto, a força de ligação deste método inicial de adesão foi grandemente diminuída pela imersão em água (Buonocoreetal,. 1956).

Em 1956, Buonocore e colegas demonstraram que a utilização de uma resina contendo dimetacrilato de ácido glicerofosfórico se ligava à dentina condicionada por ácido. Acreditava-se que esta ligação se devia à interação desta molécula de resina bifuncional com os iões de cálcio da hidroxiapatite.

Nove anos mais tarde, Bowen (Bowen 1965), tentou resolver esta questão utilizando N-fenilglicina e metacrilato de glicidilo, ou NPG-GMA. O NPG-GMA é uma molécula bifuncional ou agente de acoplamento. Isto significa que uma extremidade desta molécula se liga à dentina enquanto a outra se liga (polimeriza) à resina composta. A força de ligação destes primeiros sistemas era de apenas 1 a 3 megapascal. Os resultados clínicos com estes sistemas eram fracos.

Bowen 1956 também se apercebeu do valor de uma restauração adesiva e efectuou uma investigação sobre a resina epóxida como material de restauração. Descobriu que o pré-tratamento da superfície do dente com EDTA (ácido etileno diamino tetra acético) melhorava a força e a resistência à humidade da ligação adesiva da resina. Posteriormente, a fim de ultrapassar estes problemas (Bowen 1956).

Bowen sintetizou a N-fenilglicina e o glicidilmetacrilato (NPG-GMA), um componente ativo de superfície que teoricamente poderia mediar as ligações químicas resistentes à água das resinas ao cálcio dentinário (Bowen, 1982).

Para ultrapassar este problema, os produtos comerciais à base de NPG-GMA tiveram resultados clínicos muito fracos quando foram utilizados para restaurar lesões de erosão cervical sem retenção mecânica (Jendresen ,1978)(Flynn,1982).

Segunda geração;

As primeiras e segundas gerações de sistemas de ligação à dentina utilizaram a smear layer para obter uma resistência de 4-5 Mpa, mas não conseguiram gerir as tensões de 15 Mpa criadas durante a contração da polimerização dos materiais de resina de preenchimento.

Sensibilidades pós-operatórias e cáries recorrentes sob restaurações de compósito sem revestimento total de esmalte para colagem resultaram principalmente de microinfiltração devido à ligação incompleta à dentina.(dental secrets 2 ed)Desenvolvida para uso clínico durante o início da década de 1980, esta geração já não está disponível comercialmente, a maioria destes materiais eram ésteres halofóricos de resinas não preenchidas, tais como bisfenol A-glicidil metacrilato (BIS-GMA) ou hidroxietil metacrilato (HEMA) (Eliades etal,. 1985).

Uma das principais razões para o fraco desempenho destes agentes de união é o facto de se ligarem à smear layer e não à dentina propriamente dita. Assim, a sua força de ligação é limitada pela força de coesão da camada de smear layer à dentina subjacente, que é ténue na melhor das hipóteses (Taor,1988) (Yu etal,. 1991).

A resistência ao cisalhamento da ligação dentinária de apenas 1-10 Mpa foi registada para estes agentes de ligação (American Dental Association. 1987).

A resistência de união de apenas 1-10Mpa tem sido reputada para estas resistências de união neste intervalo são consideradas demasiado fracas para contrariar a contração de polimerização da resina composta (Davidson etal,.1984).Algumas evidências indicam que a ligação entre os ésteres de fosfato e a dentina é hidrolisada por imersão em água (Elidades etal,..1989), por isso, a resina composta tende a separar-se da dentina formando espaços nas margens. A principal razão para o fraco desempenho destes agentes de ligação é o facto de se ligarem à smear layer e não à dentina propriamente dita, pelo que a sua força de ligação é limitada pela força coesiva da smear layer ou pela adesão da smear layer à dentina subjacente (Tao. 1988).

À medida que foram introduzidas melhorias nos agentes de acoplamento adesivo para compósitos, a adesão à dentina aumentou, no final da década de 1970, foram introduzidos os sistemas de segunda geração. A maioria destes sistemas incorporava

ésteres halofosforados de resinas sem carga, como o bisfenol-A metacrilato de glicidilo, ou bis-GMA, ou metacrilato de hidroxietilo, ou HEMA (American Dental Association Council, 1987).

O mecanismo pelo qual estes sistemas de segunda geração se ligaram à dentina foi postulado como sendo através de uma ligação iónica ao cálcio por grupos de clorofosfato.

Estas ligações eram fracas (em comparação com os sistemas de quinta e sexta geração), mas constituíam uma melhoria significativa em relação aos sistemas de primeira geração.

Uma grande preocupação com estes sistemas era o facto de a ligação do fosfato ao cálcio na dentina não ser suficientemente forte para resistir à hidrólise resultante da imersão em água. Esta hidrólise, resultante da exposição à saliva ou da humidade da própria dentina, podia fazer com que a resina composta não se ligasse à dentina, causando microfugas. Uma vez que a dentina não era condicionada nestes primeiros sistemas de ligação, a camada de smear layer e, assim, melhorar a penetração da resina.

No entanto, estes sistemas resultaram em forças de ligação à dentina que eram fracas e pouco fiáveis. À medida que a adesão à dentina foi melhorando, tornou-se necessária a remoção da camada de esfregaço.

Terceira geração;

[nd] O modo de ação desta geração é semelhante ao da segunda geração (Kugel G, Ferrari M. 2000), mas difere pela adição do condicionador de dentina que modificou ou removeu completamente a camada de smear layer para permitir a penetração do agente de ligação na dentina subjacente e a solução de primário a ser utilizada (Mason .1996).

A resistência ao cisalhamento destes agentes é superior à dos agentes de segunda geração e pode aproximar-se da resistência de união típica da resina ao esmalte gravado.

No entanto, o seu desempenho continua a ser imprevisível, mas estes adesivos são mais eficazes do que o seu efeito na redução da microfuga na margem da dentina (Barkmeire WW, Cooly R. 1989), embora não eliminem a fuga marginal (Swift EJ, Hanson SE. 1989).

Com os sistemas de terceira geração, o condicionamento ácido da dentina remove parcialmente e/ou modifica a smear layer. (Nakabayashi N,PashleyDH. 1998).

Este efeito é devido ao pK da solução de primário. O ácido abre parcialmente os túbulos dentinários e aumenta a sua permeabilidade. O ácido deve ser completamente lavado antes da aplicação do primário.

Os primers contêm um grupo hidrofílico que se infiltra na smear layer, modificando-a e promovendo a adesão à dentina, e o grupo hidrofílico do primer cria a adesão à resina.

Após a aplicação do primário, é colocada uma resina não preenchida na dentina e no esmalte.

Estes sistemas de adesão de terceira geração utilizam normalmente um primário de dentina-resina hidrofílico.

Os primários de dentina podem ser 6 por cento de fosfato penta-acrilato, ou PENTA; 30 por cento de HEMA, e 64 por cento de etanol. Após o condicionamento ácido e a aplicação do primário, o adesivo de resina não preenchido é aplicado na dentina e no esmalte.

Na maior parte destes sistemas, o primário de fosfato modifica a camada de esfregaço, amolecendo-a; após a penetração, cura, formando uma superfície dura. O adesivo é então aplicado, fixando o primário curado à resina composta.

No entanto, a adesão à dentina coberta por smear layer não foi muito bem sucedida antes de 1990, porque as resinas não penetravam através da smear layer e a smear layer era muito fraca (Tao . 1988). **Quarta geração;**

Formou uma zona híbrida de dentina intertubular e tubular para aumentar a força de ligação para 18 Mpa . A ligação da dentina intertubular aumentou consideravelmente a área de superfície.

As características destes sistemas são: condicionamento total, aplicações em dentina húmida e múltiplos componentes químicos (Bisco: All-Bond, 3Mcotchbonnd MP). Estes sistemas têm sido utilizados para restaurações directas posteriores em compósito (Dental Secrets. 2nd ed).

A remoção completa da camada de esfregaço é conseguida com esta geração. Fusayama e colegas tentaram simplificar a ligação ao esmalte e à dentina condicionando a preparação com ácido fosfórico a 40% (Fusayama etal,. 1979), mas não se compreendeu que este procedimento condicionava demasiado a dentina e resultava no colapso das fibras de colagénio expostas.

A utilização da técnica de condicionamento total é uma das principais características do sistema de colagem de geração 4th (Kanca ,1991)(Gwinnett Aj. 1993), a técnica de condicionamento total permite o condicionamento do esmalte e da dentina simultaneamente utilizando ácido fosfórico durante 15-20 segundos, a superfície deve ser deixada húmida (colagem húmida), no entanto, a fim de evitar colapso de colagénio; a aplicação de uma solução de primário hidroplástico pode infiltrar-se na rede de colagénio exposta formando a camada híbrida(Kanca J. 1996)(Gwinnett Aj,Tay FR,.1996), infelizmente (dentina húmida) não é facilmente definida clinicamente e pode levar a ligações menos que ideais se a dentina estiver excessivamente húmida (Tay FR,Gwinnett AJ. 1996) ou seca(Nakabay N,Pashely DH,. 1998).

A maior parte desta geração consiste numa solução de preparação de baixo peso molecular para tornar a superfície húmida da dentina mais atractiva para a infiltração de resina.

O primário pode ser esfregado na superfície da dentina utilizando escovas finas ou esponjas. A espessura da película será geralmente controlada, através de afinamento com ar. Esta superfície preparada é então revestida com um adesivo mais resinoso com maior peso molecular.

A restauração composta é finalmente colocada e curada com uma boa ligação química através da camada inibida pelo ar da resina adesiva.

O conceito mais importante que se tornou sinónimo de adesivo de quarta geração foi o da camada híbrida de dentina/resina, em que uma camada fina (<10 u m) de dentina alterada foi completamente infiltrada por resina.

Os resultados adesivos têm sido promissores, com resistências de ligação elevadas, boas capacidades de selagem e ensaios clínicos satisfatórios (Orologio GD, Parti C. 1996).

Vários estudos indicaram que a resistência de união ao cisalhamento do All Bond II (Bisco Inc.) excedeu a resistência de união típica do esmalte de 20 Mpa, particularmente quando a dentina é deixada húmida após o condicionamento (Kanca J. 1991).

A remoção completa da camada de esfregaço é conseguida com os sistemas de colagem de quarta geração.

Fusayama e colegas tentaram simplificar a ligação ao esmalte e à dentina, condicionando a preparação com ácido fosfórico a 40% (Fusayama etal, 1979). Infelizmente, não se compreendeu que este procedimento condicionava demasiado a dentina e resultava no colapso das fibras de colagénio expostas.

Em 1982, Nakabayashi e colegas relataram a formação de uma camada híbrida resultante do metacrilato polimerizado e da dentina. (Nakabayashi etal,.1982).

A camada híbrida é definida como "a estrutura formada nos tecidos duros dentários (esmalte, dentina, cemento) pela desmineralização da superfície e subsuperfície seguida da infiltração de monómeros e subsequente polimerização" (Nakabayashi etal,. 1982).

O uso da técnica de "total-etch" é uma das principais técnicas de dentina, utilizando simultaneamente ácido fosfórico durante 15 a 20 segundos.

A superfície deve ser deixada húmida ("wet bonding"), no entanto, para evitar o colapso do colagénio, a aplicação de uma solução de primário hidrofílico pode infiltrar-se na rede de colagénio exposta, formando a camada híbrida (KancaJ. 1996) (Gwinnettetal,. 1996).

Infelizmente, a "dentina húmida" não é facilmente definida clinicamente e pode levar a ligações menos que ideais se a dentina estiver excessivamente húmida (Tay etal,.1996) seca.(Nakabayashi N,Pashley DH.1995).

A formação de tags de resina e ramos laterais adesivos completam o mecanismo de ligação entre o material adesivo e o substrato de dentina condicionada.(etal,. 1996)(Chappel etal,. 1994)(Mjor IA,Nordhal I. 1996).

Os tecidos mineralizados da dentina pertubular e intertubular são dissolvidos pela ação ácida; a penetração inicial na superfície expõe as fibras de colagénio; nesta área, para uma profundidade de 2 a 4 micrómetros, ocorre a hibridização e os tags de resina podem selar firmemente os orifícios dos túbulos. (NakabayashiN,Pashley DH. 1995)(Titley etal,. 1995).

Quinta geração:

Caracterizado por um componente único de preparação e ligação. A resistência de união à dentina é de 25-28 Mpa e a sensibilidade pós-operatória é bem controlada (Mjor IA,Nordhal I.etal,. 1996)(Cagidiaco etal,. 1996). Alguns materiais podem ser usados sem condicionamento da dentina e a maioria incorpora flurried.

Um sistema contém componentes elastoméricos para melhorar a integridade marginal (exemplos; Bisco:One step:3M :Single Bond;Caulk/Dentsply:Primer and Bond(Dental Secrets 2nd ed).Isto dispensa a necessidade de aplicar um condicionador separado e de o enxaguar.

O primário/adesivo combinado terá de ser aplicado em várias camadas e o solvente tem de ser cuidadosamente evaporado antes da colocação da restauração composta (Kanca J. 1991). Esta geração consiste em;

A- Sistema de um frasco, para facilitar a utilização clínica, este sistema combinou o primário e o adesivo numa solução a ser aplicada após o condicionamento ácido do esmalte e da dentina em simultâneo (a técnica de condicionamento ácido total, húmido, de ligação) com ácido fosfórico a 35% durante 15-20 segundos (Ferrari etal,. 1997).

B - Primário autocondicionante, Watanabe e Nakabayashi desenvolveram um primário autocondicionante que era uma solução aquosa de 20% de fenil-p em 30% de HEMA para aderir simultaneamente ao esmalte e à dentina (Watanabe I,NakabayashiN. 1993).

Os testes de resistência de ligação efectuados em condições laboratoriais não demonstraram frequentemente diferenças estatisticamente significativas entre o sistema de uma garrafa e os sistemas de ligação com primário auto-condicionante (Yashiama . 1996).

Testes de estanquidade realizados em condições laboratoriais e clínicas mostraram que o selamento obtido nas margens do esmalte com sistemas de um frasco é superior ao resultante de um primário autocondicionante (Ferrari etal,. 1997).

Para simplificar o procedimento clínico, reduzindo os passos de colagem e, consequentemente, o tempo de trabalho, era necessário um sistema melhor. Além disso, os clínicos precisavam de uma melhor forma de evitar o colapso do colagénio da dentina desmineralizada. A quinta geração de sistemas de ligação foi desenvolvida para tornar a utilização de materiais adesivos mais fiável para os profissionais.

A quinta geração é constituída por dois tipos diferentes de materiais adesivos:
1- "sistemas de um frasco" e os sistemas de colagem com primário autocondicionante. Sistemas de um frasco.
Para facilitar a utilização clínica, os sistemas "one-bot-tle" combinavam o primário e os adesivos numa única solução a ser aplicada após o condicionamento ácido do esmalte e da dentina. Simultaneamente, com 35 a 37% de ácido fosfórico, durante 15 a 20 segundos (a técnica de colagem húmida total-etch). Estes sistemas de ligação criam um bloqueio mecânico com a dentina condicionada por meio de tags de resina, ramos laterais adesivos e formação de camada híbrida e mostram valores elevados de resistência de ligação tanto ao esmalte condicionado como à dentina (Tay etal,.1994) (Mason etal,.1998).

2- Primário autocondicionante. Watanabe e Nakabayashi desenvolveram um primário autocondicionante que era uma solução aquosa de 20% de fenil-P em 30% de HEMA para aderir simultaneamente ao esmalte e à dentina (Watanabe etal,. 1993). A combinação dos passos de condicionamento e de primário reduz o tempo de trabalho, elimina a formação de cinzas do gel ácido e também elimina o risco de colapso do colagénio.

No entanto, a solução de primário autocondicionante também tem algumas desvantagens. Por exemplo, a solução deve ser actualizada continuamente, porque a sua formulação líquida não pode ser controlada onde é colocada, e muitas vezes uma camada residual de esfregaço permanece entre o material adesivo e a dentina (Nakabayashi 1995).

Também a eficácia dos sistemas de primários auto-condicionantes em condicionar corretamente o esmalte foi menos previsível do que o resultado obtido com o gel de ácido fosfórico (Ferrari etal,. 1997).

Toida etal,. 1995, aconselharam que a remoção da smear layer através de um passo de condicionamento separado antes da colagem produziria uma ligação mais fiável e duradoura à dentina.

Os testes de resistência de ligação efectuados em condições laboratoriais não demonstraram frequentemente diferenças estatisticamente significativas entre os sistemas de um frasco e os sistemas de ligação com primário autocondicionante (Yoshiyama etal,,1996). Os testes de infiltração efectuados em condições laboratoriais e clínicas mostraram que o selamento conseguido nas margens do esmalte com sistemas de um frasco é superior ao resultante do primer autocondicionante (Yoshiyama etal,. 1996).
SEXTA GERAÇÃO:
Recentemente, vários sistemas de ligação foram desenvolvidos e propostos como a sexta geração de materiais adesivos.

Estes sistemas de colagem caracterizam-se pela possibilidade de obter uma colagem adequada ao esmalte e à dentina, utilizando apenas uma solução.

Estes materiais deveriam ser, de facto, um sistema de adesão de um só passo. Infelizmente, as primeiras avaliações destes novos sistemas mostraram uma ligação suficiente à dentina condicionada, enquanto a ligação ao esmalte foi menos eficaz. Isto pode dever-se ao facto de os sistemas de sexta geração serem compostos por uma solução ácida que não pode ser mantida no local, tem de ser renovada continuamente e tem um pK que não é suficiente para condicionar adequadamente o esmalte (Fabianelli etal,.2000).

No entanto, qualquer melhoria no sentido da simplificação clínica dos procedimentos de colagem pode aproximar-nos de um sistema de colagem ideal (KUGEL, D.M FERRARI, M.D, 2000).

1- 5 Adesivo de cianoacrilato (Superglue, CA):

Os cianoacrilatos de alquilo estão entre os monómeros mais reactivos conhecidos na polimerização aniónica.

Na atmosfera e nos sistemas biológicos, os iões hidroxilo disponíveis iniciam uma polimerização rápida, tal como evidenciado pela rápida ligação à pele por adesivos instantâneos que incluem predominantemente ésteres de cianoactilato.

Esta propriedade torna o cianoacrilato de etilo um adesivo útil e torna improvável uma exposição significativa ao monómero de cianoacrilato de etilo.

O risco de exposição ambiental ou biológica é ainda mais reduzido pelos sistemas de fabrico, distribuição e utilização. O cianoacrilato de etilo é produzido em sistemas fechados e armazenado no local de fabrico em tambores de 1,5 litros.

Depois de ser formulado para o comércio, o tamanho predominante do produto é inferior a uma onça.

O produto é utilizado em gotas ou como uma pequena pérola. Assim, uma descarga acidental durante a distribuição e utilização seria limitada em termos de dimensão e, por conseguinte, não se justifica qualquer modelação ou ensaio ambiental.

Pelas razões descritas no ponto anterior, a exposição ao risco dos organismos aquáticos é extremamente limitada. Além disso, não é viável efetuar ensaios em animais aquáticos.

O Programa Nacional de Toxicologia (NTP} teve dificuldade em implementar um sistema de administração para dosear animais terrestres e recomendou que o cianoacrilato de etilo fosse retirado da sua lista de ensaios prioritários.

Concluímos, por conseguinte, que não seria útil tentar testar o cianocrilato de etilo em organismos aquáticos (Agência de Proteção Ambiental dos EUA).

I- Originalmente desenvolvido durante a Segunda Guerra Mundial; amplamente comercializado no final da década de 1950.

II- Utilizado extensivamente na indústria e na medicina para reparar pequenos orifícios no olho e para ligar substituições metálicas (como as articulações da anca) ao osso circundante.

Os cianoacrilatos têm muitas utilizações na modelação e em muitas formulações (líquido muito fino, preenchimento de espaços, gel). . Os cianoacrilatos podem causar efeitos **mecânicos** ou **químicos**.

A- Mecânica:

1- não "secam"; polimerizam (ou curam) instantaneamente, mas este processo abranda à medida que a cola envelhece.

2- Os aceleradores fornecem base (o oposto do ácido); por isso, devido à natureza ligeiramente básica da pele, funcionam muito bem para colar dedos ou outras partes do corpo.

B - *Química:*

1- O principal efeito químico dos cianoacrilatos na modelação é a irritação das vias respiratórias e dos olhos, que pode ser intensa devido aos fumos libertados durante o processo de cura. Pode também causar efeitos mais graves, incluindo lesões oculares permanentes e asma química.

c-ESTABILIDADE EM ÁGUA

O coeficiente de partição água/n-octanol estabeleceu que o cianoactilato de etilo tem uma solubilidade em água negligenciável. Este facto impede qualquer tentativa de medir a sua estabilidade na água.

D- Manuseamento de cianoacrilatos:

Tenha sempre à mão um pouco de papel encerado; coloque uma gota num pequeno pedaço de papel encerado e aplique a cola com o olho de uma agulha ou mesmo com um pedaço de arame enfiado na borracha de um lápis vulgar.

Este sistema permite que apenas uma pequena quantidade de cola seja exposta. A CA no papel encerado polimerizará muito lentamente, pelo que se manterá utilizável durante um período bastante longo.

Esta técnica funciona bem tanto com as formas finas como com as formas mais grossas de preenchimento de espaços do adesivo.

Uma vantagem secundária deste método é o facto de criar modelos mais limpos, porque permite uma colocação muito precisa da cola e há menos hipóteses de a cola ir para onde não se quer.

I- Mantenha uma lata de acetona por perto; é o melhor agente para remover o CA da pele (ou de qualquer outro sítio).

II-NÃO separar simplesmente os dedos presos. É quase certo que irá arrancar, pelo menos, uma camada de pele, o que pode provocar ferimentos graves. Em vez disso, aplique a acetona generosamente e trabalhe os dedos para os separar.

III- Quando utilizados em madeira, os cianoacrilatos podem libertar fumos muito fortes, pelo que deve ter-se especial cuidado ao utilizá-los para este fim. A irritação ocular e nasal pode ser grave.

IV- A possibilidade de irritação extrema não termina depois de os cianoacrilatos estarem curados.

Os cianoacrilatos curados podem produzir fumos significativos quando lixados - especialmente quando trabalhados com uma ferramenta eléctrica.

Se os adesivos de cianoacrilato entrarem em contacto com os olhos, não perca tempo a tentar abri-los; procure imediatamente assistência médica.

O cianoacrilato no olho é uma verdadeira emergência médica e é obrigatória a prestação de cuidados urgentes. Em resumo, os adesivos de cianoacrilato são, na minha opinião, dos materiais mais úteis nas nossas caixas de ferramentas, mas são também, de longe, os mais perigosos.

É preciso ter cuidado, ou o que é suposto ser um passatempo pode produzir efeitos adversos indesejáveis e muito graves para a saúde.

<u>**D -ESTABILIDADE NA ÁGUA**</u>

O coeficiente de partição água/n-octanol estabeleceu que o cianoactilato de etilo tem uma solubilidade em água negligenciável. Este facto impede qualquer tentativa de medir a sua estabilidade na água.

1- <u>5-1 História :</u>

O adesivo incrivelmente estável conhecido como Super Glue ™ foi inventado por acidente em 1942 pelo Dr. Harry Coover.

Atualmente, a substância é uma espécie de necessidade doméstica, com utilizações que vão desde o simples trabalho da madeira e reparação de electrodomésticos até à encadernação industrial e aplicações médicas.

Nascido em Newark, Delaware, a 6 de março de 1919, Coover licenciou-se no Hobart College e prosseguiu os seus estudos na Universidade de Cornell, onde obteve um mestrado em química em 1942 e um doutoramento em 1944. Pouco tempo depois, começou a trabalhar na divisão química da Eastman-Kodak em Rochester, Nova Iorque.

Durante a Segunda Guerra Mundial, Coover fez parte de uma equipa de investigação com produtos químicos conhecidos como cianoacrilatos, num esforço para encontrar uma forma de fabricar um plástico transparente que pudesse ser utilizado em tiroteios de precisão para soldados. Enquanto trabalhavam com os químicos, os investigadores descobriram que estes eram extremamente pegajosos e esta propriedade tornava-os muito difíceis de trabalhar.

A humidade faz com que os químicos polimerizem e, uma vez que praticamente todos os objectos têm uma fina camada de humidade, a ligação ocorrerá em praticamente todos os casos de teste.

Rejeitaram-nas e prosseguiram com a sua investigação. Seis anos mais tarde, em 1951,

Coover foi transferido para a fábrica de produtos químicos da Kodak em Kingsport, Tennessee. Foi nessa altura que redescobriu os cianoacrilatos e reconheceu neles um novo potencial. Coover supervisionou o trabalho de um grupo de químicos da Kodak que estava a investigar polímeros resistentes ao calor para coberturas de aviões a jato.

Testaram monómeros de cianoacrilato e, desta vez, Coover apercebeu-se de que estas colas pegajosas tinham propriedades únicas, na medida em que não necessitavam de calor ou pressão para se colarem.

Ele e a sua equipa experimentaram a substância em vários objectos no laboratório e, de cada vez, os objectos ficaram permanentemente unidos.

Coover - e o seu empregador - sabiam que estavam na pista certa. Coover recebeu a patente número 2,768,109 para as suas "Composições Adesivas de Cianoacrilato Catalisadas por Álcool/Supercola" e começou a aperfeiçoar o produto para comercialização. A sua empresa embalou o adesivo como "Eastman 910" e começou a comercializá-lo em 1958.

Mais tarde, ficou conhecida como Super Glue, e Coover tornou-se uma espécie de celebridade, aparecendo na televisão no programa "I've Got a Secret", onde levantou o apresentador, Garry Moore, do chão com uma única gota da substância. Também apareceu num anúncio televisivo do produto.

Durante a Guerra do Vietname, tornou-se evidente que os cianoacrilatos podiam ser utilizados para tratar feridas de guerra. Os cirurgiões de campo começaram a usar a substância pulverizando-a sobre feridas abertas, o que parava o sangramento instantaneamente e permitia que os soldados feridos fossem transportados para instalações médicas para tratamento convencional.

Este facto salvou muitas vidas durante a guerra e levou à eventual aprovação pela FDA das utilizações médicas dos cianoacrilatos. Algumas delas incluem a junção de veias e artérias durante a cirurgia, a selagem de úlceras hemorrágicas, perfurações ou lesões, a paragem de hemorragias incontroláveis de alguns órgãos moles e a utilização durante a cirurgia dentária.

Ao longo da sua carreira, Coover obteve mais de 460 patentes, escreveu pelo menos 60 artigos e foi responsável por muitos avanços no seu campo, em áreas que vão desde a polimerização de enxertos, polimerização de olefinas e química de organofosforados.

Depois de Coover se ter reformado como vice-presidente da Eastman Kodak e diretor de investigação e desenvolvimento e gestão de novos empreendimentos na Eastman Chemical Division, criou a sua própria empresa de consultoria durante algum tempo antes de ser nomeado presidente de desenvolvimento de novos negócios da Loctite Corp. em Newington, Connecticut, em 1985.

A partir daí, passou a integrar a direção da Reilly Industries em Indianápolis durante nove anos, continuando a gerir o seu negócio de consultoria até à sua reforma em 2004. Os numerosos prémios de Coover incluem o Industrial Research Institute Medal Achievement Award, o Maurice Holland Award, o ACS Earl B. Barnes Award e o AIC Chemical Pioneers Award. Em 2004, foi introduzido no National Inventor's Hall of Fame (Instituto de Tecnologia de Massachusetts, Escola de Engenharia do MIT).

l-   5-2Tipos:

Não existe "um" adesivo perfeito que funcione melhor em todos os materiais e em todas as situações. Oferece 10 famílias diferentes de cianoacrilatos para vários tipos de requisitos de colagem. Os cianoacrilatos são utilizados pelas seguintes razões: cura rápida, componente único, elevada resistência à tração/cisalhamento, capacidade de unir materiais semelhantes e diferentes, fácil de dispensar, baixo custo por unidade e vários outros factores.

l-   5-3Utilizações em aplicações médicas e dentárias;

As colas de cianoacrilato curam (polimerizam) melhor quando pressionadas numa película fina na presença de uma superfície alcalina.

A humidade ambiente normal no ar e nas peças fornece o pH adequado para iniciar a cura em poucos segundos.

As melhores resistências de colagem ocorrem quando a humidade relativa está entre 40 - 60 % a 72Φ. Se as superfícies a serem coladas estiverem excessivamente secas ou forem ácidas, a cura pode ser muito mais lenta. Nestas circunstâncias, é necessária a utilização de um acelerador.

Os cianoacrilatos são provavelmente o membro mais famoso (embora o menos útil do ponto de vista cirúrgico!) deste grupo de adesivos cirúrgicos sintéticos, que variam no comprimento e na forma das suas cadeias de cianoacrilato.

As colas de cianoacrilato foram descritas pela primeira vez em 1949. Na presença de fluidos ou condições básicas, estas colas polimerizam-se rapidamente, formando uma ligação excecionalmente forte.

Os cianoacrilatos têm sido particularmente úteis em aplicações neurocirúrgicas e no fecho de lacerações cutâneas com melhores resultados cosméticos do que o fecho com suturas.

Apesar de os cirurgiões utilizarem cianoacrilatos há mais de 20 anos, estes adesivos continuam a causar preocupações relativamente à necrose dos tecidos e à citotoxicidade. Foram apresentadas as utilizações dos cianoacrilatos em medicina dentária e uma atualização da literatura.

A biocompatibilidade e a histotoxicidade deste material foram consideradas. Estudos demonstraram que os homólogos superiores são mais compatíveis com os tecidos do que os inferiores.

As respostas locais dos tecidos mostram proliferação histolítica e formação de células gigantes. As respostas das células de corpo estranho são mais pronunciadas quando o cianoacrilato é colocado profundamente num alvéolo de extração e sob retalhos de tecido, em comparação com a aplicação superficial do adesivo.

Embora a neoplasia induzida pelo cianoacrilato tenha sido uma preocupação, são necessários estudos a longo prazo para esclarecer melhor este e outros problemas de histotoxicidade.

Os cianoacrilatos são bacteriostáticos para muitos tipos de bactérias. É evidente que os cianoacrilatos podem ter algumas aplicações clínicas úteis em periodontia e cirurgia oral.

São adesivos tecidulares muito eficazes e a sua utilização como material de não sutura traria muitas vantagens. A investigação indica que a utilização deve ser limitada à aplicação superficial.

As propriedades heamostáticas deste material foram confirmadas em praticamente todos os estudos, mas deve ser utilizado judiciosamente para este fim.

Foram consideradas várias outras potenciais aplicações em cirurgia periodontal e oral. Espera-se que a investigação futura examine novas aplicações do material para uso cirúrgico. Também foram discutidas aplicações preventivas e restauradoras, mas, infelizmente, estas não têm tido muito sucesso.

As técnicas e materiais mais recentes parecem superiores neste aspeto da medicina dentária. Eventualmente, poderá ser demonstrada uma possível aplicação na dessensibilização da dentina e do cemento. As aplicações endodônticas também foram consideradas. Embora a maioria dos estudos indique que o cianoacrilato seria um material aceitável para o capeamento pulpar, o hidróxido de cálcio continua a ser o material de eleição (Herod, 1990) .

Kaplan M, Bozkurt S, Kut MS, Kullu S, Demirtas MM, estudo sobre os efeitos histopatológicos do adesivo tecidular de 2-cianoacrilato de etilo após aplicação cirúrgica.

CONCLUSÕES: Uma vez que não foi detectada diferença significativa entre a sutura convencional e a aplicação de 2-cianoacrilato de etilo em termos de reacções histopatológicas, o 2-cianoacrilato de etilo pode ser considerado como uma alternativa ou coadjuvante das técnicas convencionais no controlo da hemorragia não controlável pelos métodos convencionais, na reparação tecidular e no controlo da fuga de ar pulmonar, podendo ser utilizado em cirurgia vascular, miocárdica e pulmonar:

Em muitos casos de hemorragias incontroláveis e fugas de ar intratáveis, foram utilizados vários adesivos para hemostase e vedação do ar, ou seja, gelatinas quimicamente reticuláveis (Braunwald, etal,.

1966)(Otani etal,.1996) Tseng etal,.1990) (Vanholder etal,,1993) (Thetter, 1981)(Moyetall988)

Lin JC, Lin CW, Lin XZ. No seu estudo (Estudos in vitro e in vivo para regimes modificados de cianoacrilato de etilo para escleroterapia). Observou-se que a diferença na taxa de endurecimento relativo entre o modelo in vitro de fluxo de tampão Hepes-Tyrodes e o modelo in vivo de rato para o ECA e histórico estava relacionada com a existência de proteínas do sangue, como a albumina, no meio fisiológico.

Verificou-se igualmente que a taxa de fixação do ECA aumentava consideravelmente, quer no tampão Hepes-Tyrodes, quer no sangue (para uma taxa comparável à histórica in vivo), pela adição de algumas doses de cafeína, que actua como iniciador da polimerização.

Isto conduziria a uma precisão de injeção muito melhor durante a escleroterapia. Além disso, o exame histológico in vivo do lúmen ocluído da veia cava inferior do rato e uma experiência clínica de oclusão da veia porta do leitão sugeriram que este novo regime esclerosante, cafeína/ECA, é muito promissor na escleroterapia endoscópica.

Lage-Marques etal ,. 1993, do corpo humano. É povoado por uma variedade de microrganismos, com algumas das espécies ainda não classificadas.

Os adesivos teciduais, como os cianoacrilatos, têm sido utilizados na Odontologia e na Medicina devido ao seu potencial de adesão ao tecido humano, mesmo na presença de umidade, sua compatibilidade biológica, isolamento de superfície, propriedades hemostáticas e características bacteriostáticas. Com base nessas observações, os autores investigaram o uso de um adesivo tecidual (histórico; Laboratório Braun, RJ, Brasil) com a finalidade de selar a dentina remanescente, especialmente em molares e pré-molares tratados endodonticamente.

Os resultados sugerem fortemente que o Histoacryl controla a microinfiltração de fluidos orais na interface obturação/dente.

1- 5-4FOTODEGRADAÇÃO :

A modelação teórica da foto&gradação do Zcianoacrilato de metilo é apresentada na Base de Dados de Substâncias Perigosas (HSDB) do Programa Nacional de Toxicologia, revista por pares, e as suas conclusões são aplicáveis ao 2-cianoacrilato de etilo.Foi estimado que o Zcianoacrilato de metilo em fase de vapor será degradado na atmosfera por reação com radicais hidroxilo produzidos fotoquimicamente; a meia-vida para esta reação no ar foi estimada em 5 dias.

Os ésteres de cianoacrilato são monómeros muito reactivos que polimerizam rapidamente quando expostos à humidade. Na atmosfera e nos sistemas biológicos, os iões hidroxilo disponíveis iniciam a polimerização rápida do monómero de cianoacrilato de etilo.

A necessidade de incluir inibidores de polimerização no sistema de destilação de produção ilustra ainda mais a natureza reactiva da molécula. Mecanismo de polimerização iónica de ésteres de cianoacrilato A constante de velocidade de propagação do cianoacrilato de etilo foi determinada entre 3x1 05 e 6xl05L3mol%"a 20% em tetrahidrofurano.

2- 5-5Toxicidade:

DL50 oral (rato): >5.000 mg/kg, DL50 dérmica (coelho): Não disponível (DAVIDSON, Leaders,. 1973.Vote BJ, Elder MJ.in there study of Cyanoacrylate glue for comeal perforations: a description of a surgical technique and a review of the literature.

A aplicação precoce e eficaz de um penso de comeal com cola de cianoacrilato pode ajudar no tratamento de pequenas perfurações de comeal, derretimentos de comeal e fugas na ferida.

A sua utilização permite melhorar os resultados visuais com taxas de enucleação reduzidas (6% vs 19%).

O remendo do globo ocular com cola de cianoacrilato é apenas um procedimento temporário, que permite ganhar tempo para permitir a cicatrização secundária ao tratamento médico da doença subjacente, ou que permite que a cirurgia seja electiva e em condições mais óptimas, uma vez reduzida a inflamação e restaurada a integridade do globo.

As colas de cianoacrilato **não são** tóxicas. Os fumos das colas de cianoacrilato podem vaporizar e irritar as membranas sensíveis, como os olhos, o nariz e a garganta.

Quando estes fumos entram em contacto com superfícies húmidas, são imediatamente polimerizados e tornam-se inertes.

Não penetram nos tecidos humanos. Alguns cianoacrilatos são utilizados em vez de suturas e o adesivo curado cai normalmente numa questão de dias. Existem muitas aplicações em que os cianoacrilatos têm sido utilizados para enxertar pele, unir osso e cartilagem, reparar tecido ocular, fechar vasos sanguíneos e impedir fugas de fluido espinal. A polícia e os departamentos de investigação de todo o mundo para localizar e identificar impressões digitais também utilizam fumos de cianoacrilato.

Uma pequena percentagem da população pode ficar sensibilizada a cianoacrilatos/fumos (como pelo de gato ou qualquer outra coisa) após exposição repetida. Estas pessoas sensibilizadas podem desenvolver sintomas semelhantes aos da gripe, mas o facto de serem afastadas da exposição eliminará os sintomas.

Os cianoacrilatos ou os seus fumos não são cancerígenos e os cianoacrilatos **não são** fabricados a partir de cianeto. (3638 E. Southern Ave.).

Toxicidade nas revisões da literatura: O cianoacrilato (CA) tem sido utilizado como adesivo comercial e para tecidos.

Os dentistas podem ter tido a experiência de pacientes que repararam as suas próprias dentaduras de base acrílica utilizando um adesivo de cianoacrilato (CA) conhecido como "super cola". Este estudo avaliou a citotoxicidade de adesivos comerciais de CA quando totalmente polimerizados, bem como a toxicidade de substâncias libertadas de adesivos comerciais de CA polimerizados após a incubação destes materiais durante vários períodos de tempo.

(Thumwanit,-V; Kedjarune,-U. 1999). Em vez de remover o tecido cariado poroso numa fase relativamente tardia do processo da doença, foram feitas tentativas para "preencher" as microporosidades das lesões numa fase muito mais precoce do desenvolvimento da lesão.

Isto não só reduziria a porosidade e, por conseguinte, o acesso de ácido e a saída de material dissolvido, mas também proporcionaria algum apoio mecânico ao tecido e talvez inibisse mais ataques.

A infiltração bem sucedida de materiais nas lesões foi demonstrada anteriormente utilizando resorcinol-formaldeído, que, no entanto, era clinicamente inaceitável.

O aparecimento de adesivos dentários com propriedades potencialmente adequadas levou a um reexame deste conceito.

Foram geradas lesões artificiais de esmalte em dentes humanos extraídos, utilizando géis acidificados. Uma gama de materiais adesivos atualmente disponíveis foi então utilizada para infiltrar as porosidades.

A extensão da oclusão das porosidades da lesão foi determinada qualitativamente, utilizando microscopia ótica, e quantitativamente, utilizando uma técnica de imbibição de cloronaftaleno.

O efeito desse tratamento na exposição subsequente a géis ácidos também foi investigado. Os resultados mostraram que até 60% do volume dos poros da lesão tinha sido ocluído após a infiltração com alguns dos materiais e que este tratamento era capaz de reduzir a desmineralização ácida adicional.

O desenvolvimento de tais estratégias de tratamento poderia oferecer potenciais meios não invasivos de tratamento de lesões precoces do esmalte (Robinson etal,. 2001).

Grisdale, 1998, verificou que o N-butil cianoacrilato é um adesivo tecidular eficaz, que é hemostático e bacteriostático.

Pode ser considerada uma alternativa às suturas convencionais na cirurgia dos tecidos moles. Ulcerações e irritações, e mantém um ambiente natural de cura para a área a curar.

Kutcher,-M no seu estudo de Avaliação da eficácia do bioadesivo de 2-octil cianoacrilato para o tratamento de ulcerações orais, Faculdade de Medicina Dentária da Universidade da Carolina do Norte.

Este artigo revê os protocolos de investigação e os resultados destes estudos sobre a segurança do bioadesivo, a capacidade de diminuir a dor imediata e a longo prazo, os efeitos na cicatrização da úlcera e a equivalência a um dispositivo pré-determinado no alívio da dor em úlceras orais. (Kaneko etal,. 2001).

A retenção secundária do dique dentário é uma componente crítica do isolamento bem sucedido do dique dentário e está relacionada com a obtenção de um selamento eficaz na junção dique/dente.

O sucesso da restauração pode ser comprometido se esta vedação for inadvertidamente interrompida durante o esforço operatório. Um desses percalços periódicos é o emaranhamento da broca e da tira de barragem interdentária durante a remoção de cáries ou de restaurações.

Isto resulta invariavelmente num defeito interproximal aberto na barragem. Este artigo discute a importância de um isolamento ótimo no que diz respeito aos actuais procedimentos adesivos de "colagem húmida" e apresenta uma técnica de reparação utilizando um penso de dique dentário e cianoacrilato.

Jasmin etal,,1993, A dor está geralmente associada a uma ulceração aftosa menor em crianças. Resulta sobretudo de uma infeção secundária e dura entre dezoito horas e três dias. A utilização de um adesivo de cianoacrilato proporciona um alívio sintomático em poucos minutos e encurta o tempo de cicatrização.

Yogesh, Gohil. 1985 in study found; Use of cyanoacrylate and calcium hydroxide as direct pulp capping agents - a clinical, radiographic, and histo pathological study.

1- **5-6 Propriedades químicas e físicas da supercola;**

FICHA DE DADOS TÉCNICOS:

Cianoacrilatos de etilo:

Descrição do produto: A série de cianoacrilatos de desempenho avançado é uma família de produtos que foram concebidos e fabricados para satisfazer as exigências dos actuais requisitos de montagem de produtos.

Estes adesivos de componente único, à temperatura ambiente e de cura rápida foram formulados para unir uma vasta gama de materiais semelhantes e diferentes: plásticos, metais, elastómeros, madeira e superfícies porosas e não porosas. Esta nova geração de cianoacrilatos cria resistências de ligação excepcionais com excelentes características de envelhecimento e de resistência às intempéries.

Tabela (1-1) adesivo de cianoacrilato, propriedades físicas.

Propriedades não curadas)	
Composto de base	Cianoacrilato de etilo
Aparência	Líquido incolor e transparente

Viscosidade a 20°	
Ponto de inflamação (TCC)	182 F^O
Densidade	1,05 a 1,08
Vida útil	Um ano
Solúvel em	Nitrometano

Especificação militar	Tipo II
(Propriedades curadas)	
Gama de amaciamento	284° F a 293 F^O
Ponto de fusão	347° F a 365 F^O
Densidade	1,20 a 1,25
Dureza (Shore A)	85-
Capacidade meteorológica	Nenhuma alteração observada após 200 horas
Solubilidade	Nitro metano
Cura completa	8 horas
Tração/Cisalhamento	2700-4300 psi
	Preenchimento da lacuna (polegadas) .002 .003 .004 .005 .006 .007 .007 .008 .008 .008 .008 .008 .010.010
Temperatura. Gama	-65° F a +200 F°

1- **5-7 Aplicação:**

A série dos cianoacrilatos. Este composto, que existe na forma monomérica nos recipientes de plástico, polimeriza muito rapidamente na presença de aniões, especialmente de iões hidroxilo na presença de água. A área deve ser seca e a hemostase deve ser obtida (Mãos Polares: Spontaneous skin fissures closed with cyanoacrylate [Histoacryl Blue] tissue adhesive in Antarctica. (Jeffrey ,Ayton. 1993).

A série de cianoacrilatos de desempenho avançado deve ser aplicada em pequenas quantidades apenas numa superfície. As peças devem então ser unidas sob ligeira pressão. Segurar o aplicador na posição vertical e bater ligeiramente na ponta para afastar a cola da ponta. Cortar a parte superior e baixar gradualmente a ponta para mover a cola para a posição correcta. Tenha cuidado para não exercer pressão enquanto o faz, para evitar a expulsão inadvertida da cola. Isto faz com que o adesivo se espalhe numa película fina e assegura um desempenho ótimo do adesivo. A pressão só precisa de ser aplicada durante alguns segundos.

A série de desempenho avançado cura rapidamente, permitindo que as peças coladas sejam manuseadas em 10 a 60 segundos para a maioria das aplicações. A cura total ocorre normalmente em 8 horas.

Nos casos em que é utilizado o Accelerator, a fixação do Turing ocorre normalmente em menos de 5 segundos e a cura completa em 2-4 horas. (Jeffrey ,Ayton. 1993).

Objetivo do estudo

Os objectivos deste estudo in vitro são:

1-Avaliar a eficácia da utilização do adesivo de cianoacrilato como alternativa às colas multiusos 3M, no selamento marginal de restaurações de amálgama e compósito de classe V.

2- Ensaio de libertação de cianeto e formaldeído em amostras de amálgama e compósito, restauradas com fluidos de diferentes períodos de envelhecimento.

3- Ensaio de libertação de cianeto e formaldeído em contacto direto com o adesivo de cianoacrilato em fluidos com diferentes períodos de envelhecimento e valores de pH.

4- Medição do valor do pH, do adesivo de cianoacrilato.

Capítulo 2

Material e método

2-   1 Materiais e equipamentos:

Tal como em Finger (3-1), os materiais e equipamentos utilizados neste estudo foram

1- Luvas descartáveis N0.8
2- Água destilada. (produto iraquiano).
3- Broca de metal duro paralelaNº 330
4- Picadora manual de alta velocidade (W&H, Áustria)
5- Pedra de mão convencional (KAVO, Alemanha).
6- Venire dentário (LTO24335).
7- Lente de aumento .(Japão)
8- Adesivo de cianoacrilato (super cola)
9- Kit de restauração de compósito fotopolimerizável (SDI)
10- Colagem multiusos 3M
11- Restauração com amálgama (SDI) Cápsula
12- Sistema de aparelhos de prova de materiais, PHYWE AG/ W.Germany
13- Termociclagem (máquina AL- Qaisi, Iraque)
14- Dispositivo de incubação (Memmert, Alemanha)
15- unidade de fotopolimerização (QD, Inglaterra)
16- Amalgamador Degossa, velocidade de 4500cpm" tempo (seg.)
17- Suporte de amálgama (Derfla Co., Alemanha).
18- Condensador de amálgama (Derfla Co., Alemanha).
19- Bumisher (Derfla Co., Alemanha).
20- Discos de acabamento e polimento
21- Corante azul de metilina 0,5% (Bak. Bot. Corporation , Suíça)
22- Acrílico de cura a frio (Quayle Dental, Inglaterra)
23- Verniz para unhas
24- Folha de alumínio.
25- Máquina de seccionamento (Accutom, Dinamarca)
26- Estereomicroscópio (Polarizações, Inglaterra)
27- Rolha de plástico
28- soro fisiológico normal estéril
29- Copos de borracha
30- Pedra-pomes
31- PH 0-14 Universalindikator.Merck KgaA,64271 Damstadt, Alemanha, N0.1.09535.0001.
32- broca de aço inoxidável para fissurasNo.53.
33- Temporizador.
34- Lâmina de vidro.
35- Adesivo de cianoacrilato, (Quickstar, supercola).
36- Agente de colagem (3M Scotch Multi purpose plus dental adhesive) U.S.A.
37- Medidores de luz comerciais para medir a intensidade de uma luz de cura. A

intensidade final de cura foi de 30mW/cm2.

2-   2 Método de penetração do corante para o ensaio de microfugas :

Utilizando a técnica de penetração de corante e após o período de envelhecimento e termociclagem, cada dente foi dividido no sentido vestibuloligual, em secções longitudinais e a avaliação foi realizada por dois leitores e de cada dente foram recolhidas duas leituras das margens do lado oclusal e do lado das amostras gengivais e a média foi obtida para cada uma. As pontuações dos dados de microinfiltração estão resumidas na tabela (3-3).

2-   2-1 Preparação da cavidade e procedimentos de restauração:

72 dentes pré-molares superiores extraídos para fins ortodônticos foram utilizados neste estudo, o diagrama n.º 5 abaixo mostra a distribuição da amostra, os dentes foram divididos em três grupos, cada grupo composto por 24 dentes. Os dentes foram armazenados numa solução salina normal fisiológica à temperatura ambiente e, em seguida, foram raspados com uma ferramenta de raspagem manual para remover quaisquer detritos nas suas superfícies e polidos com pedra-pomes e taça de borracha com uma peça de mão em contra-ângulo a baixa velocidade para remover completamente a placa bacteriana, as manchas e os detritos e, em seguida, lavados com água destilada. O exame visual dos dentes será efectuado com uma lente de aumento e uma luz de um dispositivo de fotopolimerização, para detetar eventuais fissuras na superfície dos dentes, e depois armazenados numa solução salina normal fisiológica.

Na preparação da cavidade, as cavidades convencionais de Classe V com margens de junta de topo preparadas nas superfícies vestibulares e linguais de dentes pré-molares extraídos foram preparadas com uma broca de fissura de carboneto nº 330, utilizando uma turbina de alta velocidade arrefecida a ar/água (Comelis H.P e Mourad B5:565-570) (Grossaman E.S, Mateijka J.M: 69(5):469-474). (Mohammed R.AL.Jobouri.1998). Uma nova broca é utilizada para cada cinco preparos para assegurar a eficiência de corte, e terminada com a broca de fissura de aço inoxidável No.53 numa peça de mão de baixa velocidade para remover qualquer esmalte não suportado nas superfícies vestibulares e linguais em cada dente (Al-Jbouri, 1998.).

As cavidades foram preparadas seguindo um padrão padronizado em que a cavidade de Classe V tem uma largura de 3,0 mm, altura de 2,0 mm e profundidade de 2,0 mm. A margem cervical da parede da superfície da cavidade será localizada 1,0 mm oclusal à junção cimento-esmalte (Al-Jbouri, M. 1998.) (Ben-Amar., 1987.) (AL-Aubousi ,1999.).

Os dentes foram então divididos aleatoriamente em três grupos experimentais com 24 dentes para cada grupo, e divididos em três subgrupos experimentais e em oito dentes para cada subgrupo experimental como no diagrama Figuras (3-2)(3-3). Todas as cavidades foram limpas e condicionadas com ácido fosfórico a 37%, aplicado em todas as superfícies das cavidades durante 15 segundos, exceto o grupo Al, que foi preenchido com materiais de amálgama como grupo de controlo.

As preparações foram enxaguadas com um spray de ar/água durante 15 segundos, seguido de uma secagem suave com ar isento de óleo durante 5 segundos, evitando a secagem completa do esmalte e dentina condicionados, uma vez que a camada de colagénio exposta pode colapsar e reduzir a adesão, nos grupos A3; C3 uma camada de agente de ligação multiuso 3M foi aplicada à superfície do dente gravado, a camada de ligação multiuso foi aplicada e deixada por 15 segundos, superfícies suavemente secas com um ar suave da seringa de problemas por 5 segundos, dispositivo de cura de luz foi usado para fornecer luz azul visível por 10 segundos .

Em seguida, restaura-se com amálgama (neste estudo, utilizo amálgama SDI Ultra caps (2 derrames), que é uma amálgama dentária não gama2 de baixa fluência, que contém quantidades pré-medidas de liga dentária e mercúrio para a preparação de amálgama dentária. O rácio liga/mercúrio é de 1/0,9 (47,4% de mercúrio); as cápsulas estão disponíveis no tamanho de quatro derrames, em caixas de 50 ou banheiras de 500. Liga mg/cápsula 600mg, Mercúrio mg/cápsula 540mg, Caixa 50 código de encomenda 5002303, para utilização do Amalgamador Degossa, velocidade 4500cpm, tempo (seg) 9+/-l(Ultra cap, instruções de utilização).

No grupo A3 e compósito no grupo C3, enquanto que nos grupos A2 e C2 foi aplicada uma camada de adesivo de cianoacrilato nas superfícies dentárias gravadas com um aplicador especial e, em seguida, a amálgama foi preenchida (grupo A2) e o material de enchimento compósito foi embalado com Ash.No.6. em quantidade suficiente até preencher os restantes 2 mm da cavidade e, em seguida, aplicou-se uma tira de celuloide sobre a mesma e, com a pressão dos dedos, posicionou-se a ponta do bocal da pistola de fotopolimerização contra a tira de celuloide e iniciou-se a polimerização durante 30 segundos, tal como no (grupo C2), de acordo com as instruções do fabricante, enquanto no grupo Cl, a cavidade foi preenchida com materiais compósitos como grupos de controlo. A amálgama foi misturada com um amalgamador mecânico, transmitida para um prato de amálgama e, através de um transportador de amálgama, a amálgama foi transmitida para as cavidades em pequenos incrementos, a amálgama foi condensada por um condensador de amálgama de conveniência, as cavidades foram sobrepreenchidas e, com um escultor de amálgama, a camada superficial de amálgama que tinha excesso de mercúrio foi removida, a amálgama foi polida com um polidor de amálgama.

Figura (2-1) Material utilizado neste estudo.
Tabela (2-1) Materiais utilizados neste estudo.

Material	Empresa	Número do lote	Data de expiração	Tipo
Adesivo de cianoacrilato (super cola)	QUIKSTAR	9-69389	31.11. 2006	Super cola
Kit de enchimento de compósito fotopolimerizável para restauração	SDI			
Restauração com amálgama				
Prova de materiais Sistema de aparelhos	PHYWE AG/ W.Alemanha	N0.1755. 93,		Elétrico para Ensaio de cisalhamento
Ensaio de aparelhos g modificado	Universidade da Babilónia	N0.1.095 35.0001		Ensaio de cisalhamento para amostras dentárias
Sartorius,AG	Alemanha,AG, Obtido	BP3015		Garatin ,Max 303 grama

Quadro (2-2) Critérios dos grupos

Critérios de subgrupo	Nome

AID	Controlar a amálgama com um dia de envelhecimento
A1W	Amálgama de controlo com duas semanas de envelhecimento
AIM	Amálgama de controlo com um mês de envelhecimento
A2D	Amálgama com adesivo de cinoacrilato como ligação com um dia de envelhecimento
A2W	Amálgama com adesivo de cinoacrilato como ligação com duas semanas de envelhecimento
A2M	Amálgama com adesivo de cinoacrilato como ligação com um mês de envelhecimento
A3D	Amálgama com ligação multiusos 3M como ligação com um dia de envelhecimento
A3W	Amálgama com ligação multiusos 3M como ligação com duas semanas de envelhecimento
Critérios de subgrupo	Nome
A3M	Amálgama com ligação multiusos 3M como ligação com um mês de envelhecimento
CID	Compósito de controlo com um dia de envelhecimento

C1W	Compósito de controlo com duas semanas de envelhecimento
C1M	Compósito de controlo com um mês de envelhecimento
C2D	Compósito com adesivo de cynoacrylat como colagem com um dia de envelhecimento
C2W	Compósito de amálgama com adesivo de cynoacrylat como ligação com duas semanas de envelhecimento
C2M	Compósito com adesivo de cynoacrylat como colagem com um mês de envelhecimento
C3D	Compósito com ligação multiusos 3M como ligação com um dia de envelhecimento
C3W	Compósito com ligação multiusos 3M como ligação com duas semanas de envelhecimento
C3M	Compósito com ligação multiusos 3M como ligação com um mês de envelhecimento

2-   2-2 Período de envelhecimento e incubação: -

Como na figura do diagrama número (3-2), oito dentes, para cada subgrupo, foram envelhecidos durante 24 horas. Depois, outros oito dentes, para cada subgrupo, foram envelhecidos durante duas semanas, e depois outros oito dentes, para cada subgrupo, foram envelhecidos durante um mês. Isto foi feito para ver o efeito do período de envelhecimento na amálgama, nas restaurações de compósito e em certos adesivos quando usados como agente de ligação (que o efeito no selamento marginal). Os dentes de cada subgrupo foram colocados em frascos contendo soro fisiológico normal e colocados numa incubadora a 37°C.

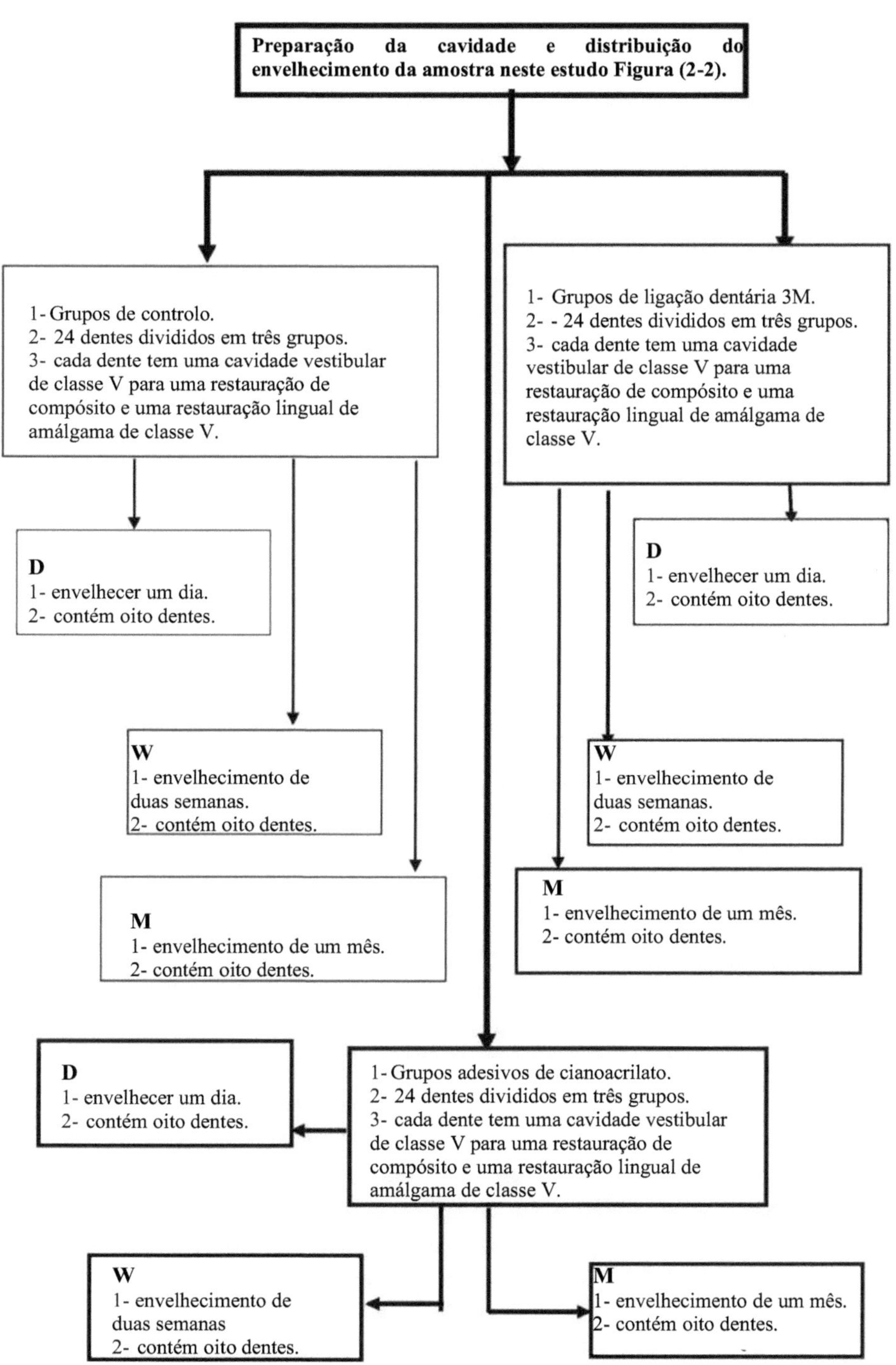

Preparação da cavidade e distribuição do envelhecimento da amostra neste estudo Figura (2-2).
1- Grupos de controlo.
2- 24 dentes divididos em três grupos.
3- cada dente tem uma cavidade vestibular de classe V para uma restauração de compósito e uma restauração lingual de amálgama de classe V.
1- Grupos de ligação dentária 3M.
2- - 24 dentes divididos em três grupos.
3- cada dente tem uma cavidade vestibular de classe V para uma restauração de compósito e uma restauração lingual de amálgama de classe V.
D
1- envelhecer um dia.
2- contém oito dentes.
D
1- envelhecer um dia.
2- contém oito dentes.
W
1- envelhecimento de duas semanas.
2- contém oito dentes.
W
1- envelhecimento de duas semanas.
2- contém oito dentes.
M
1- envelhecimento de um mês.
2- contém oito dentes.
M
1- envelhecimento de um mês.
2- contém oito dentes.
D
1- envelhecer um dia.
2- contém oito dentes.
1- Grupos adesivos de cianoacrilato.
2- 24 dentes divididos em três grupos.
3- cada dente tem uma cavidade vestibular de classe V para uma restauração de compósito e uma restauração lingual de amálgama de classe V.
W
1- envelhecimento de duas semanas
2- contém oito dentes.
M
1- envelhecimento de um mês.
2- contém oito dentes.

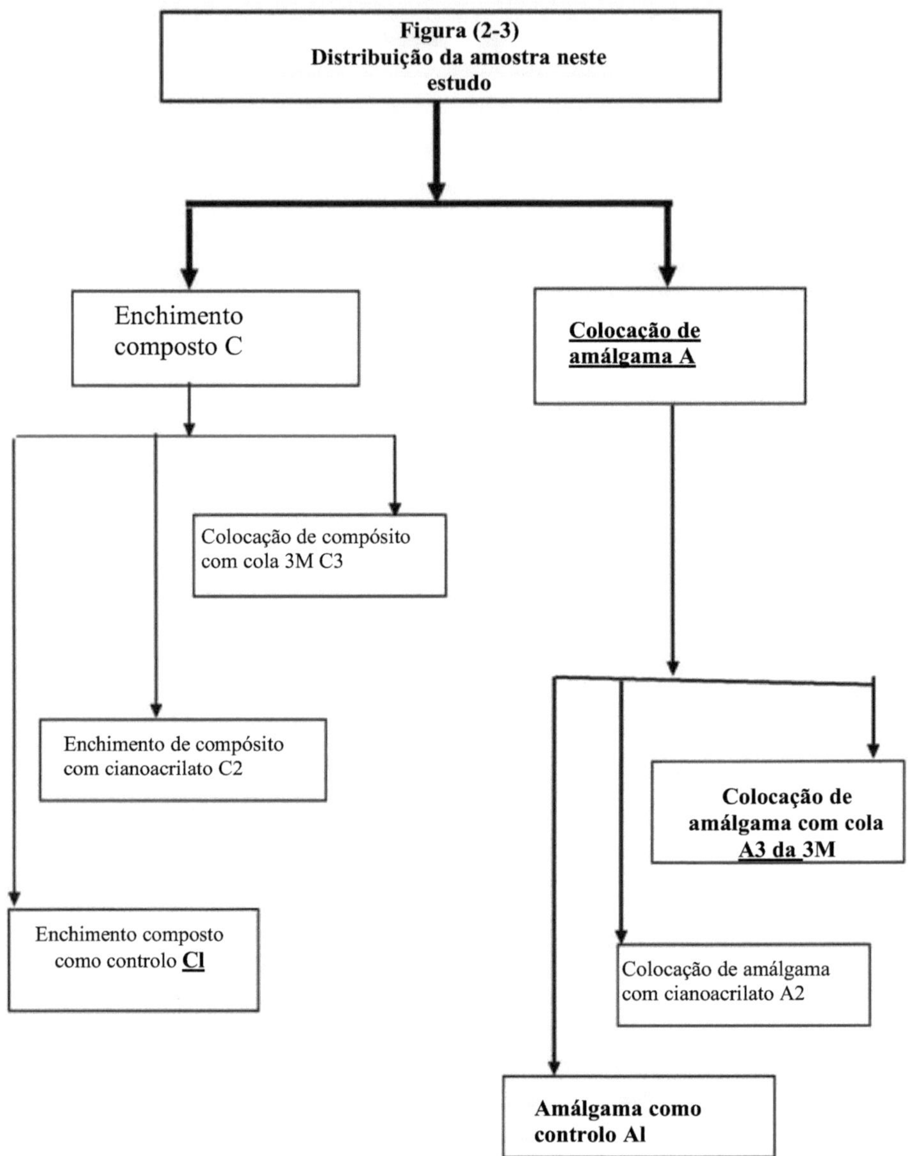

2-   2-3 Avaliação de ciclos térmicos e de fugas: -

O termociclismo será utilizado para investigar o efeito das alterações de temperatura na adaptação dos materiais de restauração às paredes da cavidade. Os dentes foram removidos da solução de armazenamento e deixados a secar durante duas horas. As raízes dos dentes e os ápices dos dentes serão fechados com resina acrílica de cura a frio para evitar a penetração do corante através dos canais pulpares e dos ápices radiculares. Duas camadas de verniz de unhas a 1 mm das margens da restauração revestiram as coroas dos dentes.

Todos os grupos serão tratados com um dispositivo de ciclagem térmica. O dispositivo tem duas trajectórias que contêm uma solução de corante azul de metileno a 0,5%, que será utilizada na trajetória em vez de água. Um mantido a 5 C e o outro a 55 C, para estimular uma condição de vedação. O tempo de imersão é de 30 segundos em cada banho, o número de ciclos para os primeiros subgrupos será de 10 ciclos para os subgrupos com envelhecimento de 24 horas. (Al-Jbouri, 1998.) (AL-Aubousi ,1999), enquanto que para os segundos subgrupos com envelhecimento de duas semanas serão 150 ciclos e para os terceiros subgrupos com envelhecimento de um mês serão 300 ciclos, como no diagrama da figura número (3-2).

Este procedimento será efectuado para simular alterações de temperatura no ambiente oral, o que pode resultar em alterações do microespaço à volta das restaurações.

Em seguida, os dentes serão armazenados num frasco contendo uma solução de corante azul de metileno a 0,5% durante um dia numa incubadora a 37°C. Os dentes serão lavados cuidadosamente com água destilada, esfregados para remover o verniz das unhas e deixados a secar (Al-Jbouri,1998.) (AL- Aubousi ,1999.) (Al- Qaisi, 1992.) (Ben-Amar etal,1987.) (Majeed, 2001).

2-   2-4 Preparações de seccionamento: -

Os dentes serão embutidos em blocos de resina acrílica de cura a frio e seccionados longitudinalmente no sentido vestíbulo-lingual através do centro das restaurações com uma broca de diamante montada numa máquina de seccionamento sob arrefecimento contínuo a água.

2-   2-5 Marcação de golos:

Utilizando um microscópio de luz com ampliação, é possível avaliar uma microfuga marginal medindo a penetração linear do corante azul de metileno, com a ajuda de um estereomicroscópio, com uma ampliação de X20, a penetração do revestimento foi medida e pode ser classificada de acordo com o quadro (3-3) e com os valores utilizados por Thekra M.H, 1996 (AL-Maadhidi, 1996.).

A restauração em cada superfície seccionada será examinada utilizando um microscópio ótico e um projetor de luz será direcionado para o espécime seccionado. A penetração do corante na interface do dente e do material de restauração será classificada de 0 a 3 nas margens gengival e oclusal da interface dente/restauração (Peter A. et al, 2004.). (AL-Maadhidi, 1996.).

Quadro (2-3) Critérios de pontuação para a quantidade de penetração linear do corante.

Pontuação	Critérios
0	Sem penetração de corante (sem fugas)

1	O corante penetra na área de junção entre o esmalte e a dentina
2	O corante penetra até à zona da dentina
3	A penetração do corante estende-se ao longo da área da parede axial da área pulpar

2- 3Ensaio de força de adesão do adesivo de cianoacrilato (supercola):

Utilizamos o sistema de aparelhos de teste de materiais (PHYWE), primeiro modificamos a ferramenta de suporte e controlamos a leitura correcta do sistema de aparelhos de teste de materiais, compreendendo uma resistência ao cisalhamento conhecida como poli Ethel na amostra e, em seguida, utilizando moldes de plástico para atuar como uma cavidade da qual as restaurações poderiam ser removidas muito mais facilmente, a fim de realizar testes laboratoriais sobre elas (Sakaki etal.,1994) (Pilo etal., 1996) cada molde de plástico tem dimensões de 5 mm de diâmetro x 5 mm de altura (geometria cilíndrica) como na figura (3-4). (Ahmed H. 2003).

Figura (2-4) Ferramenta de suporte modificada com moldes de plástico.

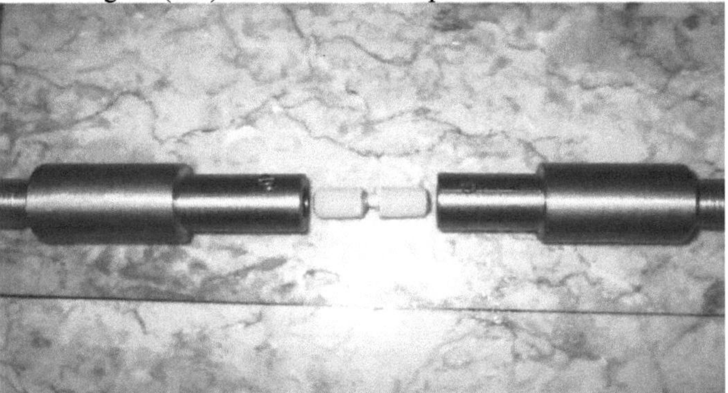

2- 4Ensaio de libertação de elementos de cianeto:

Utilizando a técnica de Vogel que tinha sido feita na faculdade de ciências químicas, na Universidade de Babylon, pelo Dr. Dahl, isto foi feito por:

1- 25 ml do nosso líquido de amostra

2- adicionar 75 ml de água distal.

3- Adicionar 6,5 ml de amoníaco (6N).

4- Adicionar 2 ml de (KI) 10%.5- Colocar papel escuro no frasco e filtrar com AgNO3 (0,1 N), depois fazer com que o AgNO3 flua em gotas com agitação e adicionar 60 ml de 0,1N. 6- Se for encontrada alguma partícula de cianeto, há um precipitado. (Ensaio de vogal não orgânico). (Arther Vogel, 2000)).

Desta forma, podemos avaliar a libertação de cianeto utilizando as mesmas amostras de distribuição de fluidos antes do processo de termociclagem. E utilizando diferentes valores de pH, também podemos testar a libertação de elementos de formaldeído utilizando as mesmas amostras de distribuição de fluidos antes do processo de termociclagem. Utilizando diferentes valores de pH, podemos também avaliar a libertação de formaldeídos utilizando as mesmas amostras de fluidos distribuídas antes do processo de termociclagem. Colocámos lâminas de vidro em quatro grupos, cada grupo é constituído por 8 lâminas de vidro e pintadas com supercola numa área de 30 mm2, depois mergulhadas em fluidos com diferentes valores de pH, como 4, 5,2, 5,9, 7, e diferentes períodos de envelhecimento, um dia, duas semanas e um mês.

2-   Ensaio de libação do elemento 5 formaldeídos:

Este método é utilizado pelo método de Bradys (indicador 2,4-Dinitro fenil hidrazina), que provoca a libertação de formaldeído e a formação de um precipitado amarelo (Arther Vogel, 2000) (Nicolas, 2001).

2-6 Efeitos de diferentes soluções de pH e do período de envelhecimento:

Utilizando as mesmas lâminas de vidro, tal como mencionado no ensaio de libração de cianeto e formaldeído, mas primeiro tomando o peso de cada lâmina de vidro antes de a pintar com a supercola numa área de 30 mm2, depois pesando as lâminas de vidro com a tinta, a diferença de peso significa o peso das lâminas de vidro da camada adesiva de cianoacrilato, o peso das lâminas de vidro após a imersão em diferentes valores de pH e recipientes de período de envelhecimento, a diferença de peso das lâminas de vidro secas para as lâminas de vidro após a imersão significa o peso da camada adesiva de cianoacrilato com fluido, depois calculámos as alterações de peso em diferentes pH e períodos de envelhecimento.

2-7 ensaio de PH de adesivos de cianoacrilato :

Utilizando papéis indicadores de pH para conhecer o pH do adesivo de cianoacrilato (supercola), colocamos uma gota no papel indicador de pH e vemos as mudanças de cor no papel, fazendo depois corresponder a cor com as colunas de cores de pH para conhecer o valor do pH.

2-8 Análises estatísticas: -

Foram utilizados os métodos estatísticos habituais (Dunnand Clark, 1974) nos resultados dos seis grupos de amostragem analisados estatisticamente, em primeiro lugar, através de estatísticas descritivas, incluindo tabelas estatísticas; média das pontuações, desvio-padrão da apresentação gráfica da média através de gráficos de barras.

Em segundo lugar, a estatística inferencial, os métodos que serão utilizados para aceitar ou rejeitar as hipóteses estatísticas, incluindo a análise de variância (ANOVA).

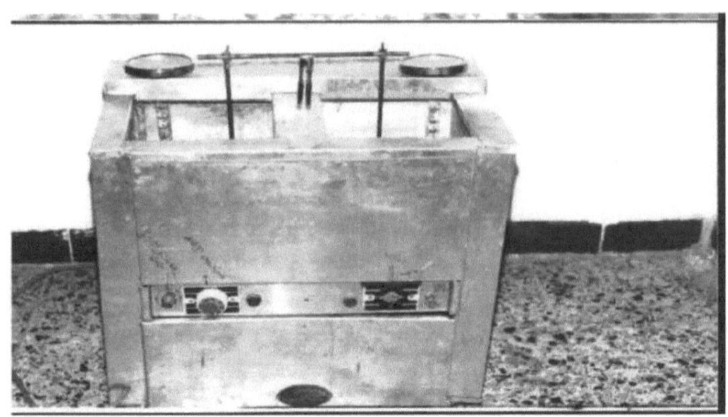

Figura (2-5) Termociclagem (máquina AL-Qaisi, Iraque)

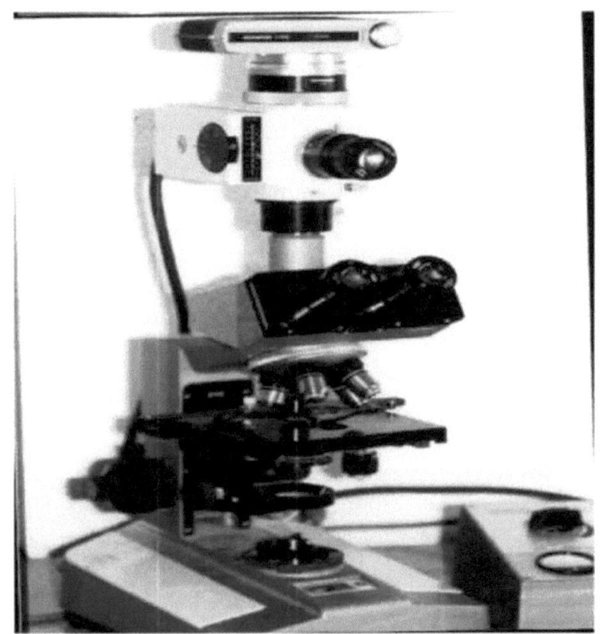

Figura (2-6) Estereomicroscópio (Polarizações, Inglaterra)

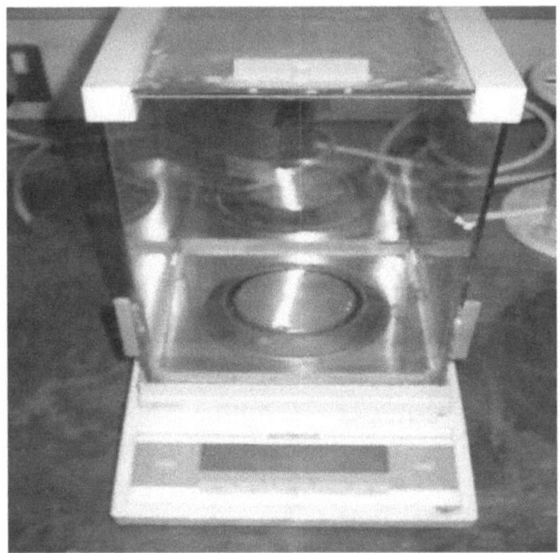

Figura (2-8) Ferramenta Sartorius para pesar lâmina de vidro

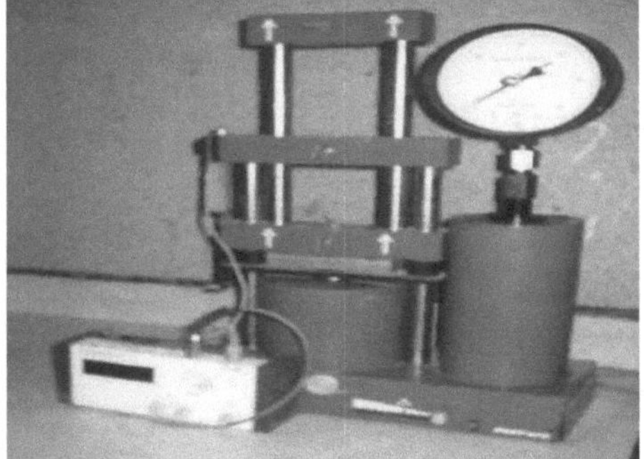

Figura (2-9) Sistema de aparelho de prova de materiais.

Capítulo 3

RESULTADOS

Utilizando a técnica de penetração de corante e após um período de envelhecimento e termociclagem, cada dente foi dividido em secções longitudinais na direção buco-lingual e foi efectuada uma avaliação: -

3- 1 Penetração do corante:

Dois examinadores para cada interface de restauração dentária vestibular e lingual fizeram duas leituras para a penetração do corante Azul de Metileno a 0,5%. A média das duas leituras foi medida e, em seguida, o valor médio foi convertido em pontuações, de acordo com os critérios de pontuação na tabela (3- 1) dos critérios de pontuação da quantidade de penetração linear do corante, que podem ser pontuados de acordo com os utilizados por Thekra M.H, 1996, semelhantes aos utilizados por Mohammed Rasheed AL-Jobouri 1998.

Tabela (3-1) Critérios de pontuação da quantidade de penetração linear do corante.

Pontuação	Critérios
0	Não há penetração de corante (não há fugas). Figures(3-9)(3-10)(3-16)(3-17)
1	O corante penetra no esmalte até à zona de junção da mossa.Figuras(3-11)(3-12)(3-1 8)(3-19)
2	A penetração do corante estende-se à área da dentina (3-13) (3- 14) (3-20) (3-21)
3	A penetração do corante estende-se ao longo da área da parede axial da área despolpada(3-15)(3-22)

Os resultados das medições de todos os subgrupos armazenados durante um dia, duas semanas e um mês são demonstrados na tabela (3 -2) de pontuações em intervalos.

Quadro (3-2) da média e do desvio-padrão da pontuação estatística

Pontuação média	Pontuações S.D	Subgrupos

2.3125	0.7041	AID
1.5	0.8164	A1W
1.625	0.4427	AIM
1.0625	0.57373	A2D
0.875	0.80622	A2W
0.6875	0.602	A2M
0.8125	0.8341	A3D
0.75	0.683	A3W
0.75	0.683	A3M
1.875	0.63140056	CID
2.0625	0.4425306	C1W
4.4375	0.62915287	C1M
1.5	0.73029674	C2D
2	0.51639778	C2W
2.3125	0.87321246	C2M
0.8125	0.65510813	C3D
0.9375	0.77190241	C3W
0.8125	0.65510813	C3M

Tabela (3-3) Distribuição das interfaces dente/restauração dos subgrupos armazenados por um dia, de acordo com os escores de freqüência percentual para a profundidade de penetração do corante.

Pontuaç ões	AID	A2D	A3D	CID	C2D	C3D

0	0	2 (12.5%)	7 (43.8%)	0	2 (12.5%)	5 (31.3%)
1	2 (12.5%)	11 (68.8%)	5 (31.3%)	3 (18.8%)	4 (25.0%)	9 (56.3%)
2	7 (43.8%)	3 (18.8%)	4 (25.0%)	12 (75.0%)	10 (62.5%)	2 (12.5%)
3	7 (43.8%)	0	0	1 (6.3%)	0	0
Média	2.3125	1.0625	0.8125	1.8750	1.50	0.8125
S.D.	0.70415	0.57373	0.83417	0.500	0.73030	0.65511

3-   1-1 A penetração do corante para os subgrupos armazenados durante um dia foi restaurada com intervalos de restaurações de amálgama e compósito.

As restaurações coladas com supercola e preenchidas com amálgama SDI (subgrupo A2D) apresentaram 12,5% dentro da pontuação 0, enquanto as pontuações 1, 2 apresentaram 68,8%, 18,8% respetivamente, mas para o subgrupo de restaurações coladas com cola multiusos 3M e preenchidas com amálgama SDI (subgrupo A3D) apresentaram 43,8% dentro da pontuação 0, enquanto as pontuações 1   , 2 apresentaram 31,3% e 25,0%, respetivamente, enquanto que para o subgrupo preenchido apenas com amálgama SDI sem qualquer ligação (subgrupo de controlo AID) apresentaram 12,5% na pontuação 1, enquanto que as pontuações 2 e 3 apresentaram 43,8% e 43,8%, respetivamente.

As restaurações coladas com supercola e preenchidas com compósito (subgrupo C2D) apresentaram 12,5% dentro da pontuação 0, enquanto as pontuações 1, 2 apresentaram 25,0%, 62,5%, respetivamente, mas para o subgrupo de restaurações coladas com cola multiusos 3M e preenchidas com compósito SDI (subgrupo C3D) apresentaram 31.3% dentro da pontuação 0, enquanto as pontuações 1, 2 mostraram 56,3%, 12,5% respetivamente, enquanto para o grupo preenchido apenas com compósito SDI sem qualquer ligação (subgrupo de controlo CID) mostrou 18,8% dentro da pontuação 1, enquanto as pontuações 1, 2 mostraram 18,8%, 6,3% respetivamente. Como se pode ver na tabela (3-3) e na figura (3-1) da frequência das pontuações percentuais.

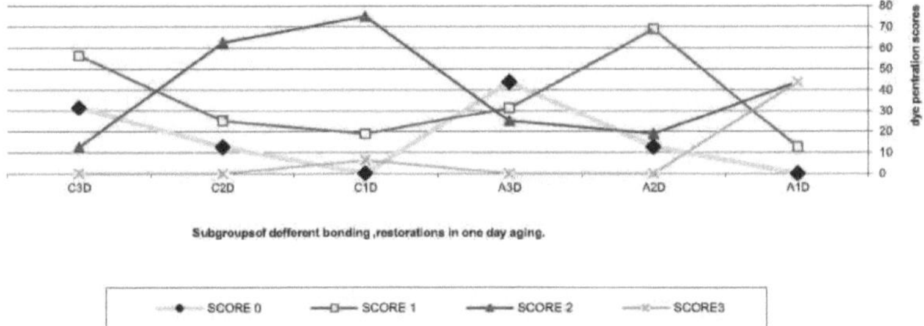

Figura (3-4) **Distribuição das interfaces dente/restauração dos subgrupos de envelhecimento de um dia de acordo com as pontuações de frequência e percentagem da profundidade de penetração do corante.**

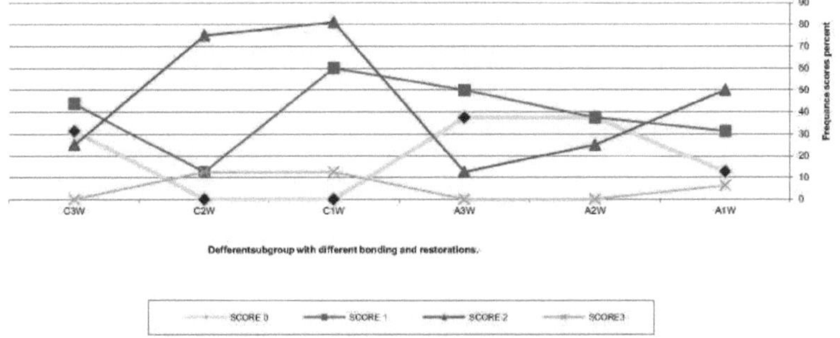

Figura **(3-1) Distribuição das interfaces dente/restauração dos subgrupos armazenados durante duas semanas, de acordo com as pontuações de frequência em percentagem da profundidade de penetração do corante.**

Tabela (3-4) Distribuições das interfaces dente/restauração em frequências pontuadas em percentagem dos subgrupos de armazenamento durante duas semanas de acordo com a profundidade de penetração do corante.

Pontuações	A1W	A2W	A3W	C1W	C2W	C3W
0	2 (12.5%)	6 (37.5%)	6 (37.5%)	0	0	5 (31.3%)

1	5 (31.3%)	6 (37.5%)	8 (50.0%)	1 (60%)	2 (12.5%)	7 (43.8%)
2	8 (50%)	4 (25.0%)	2 (12.5%)	13 (81%)	12 (75.0%)	4 (25.0%)
3	1 (6.3%)	0	0	2 (12.5%)	2 (12.5%)	0
Média	1.50	0.8750	0.750	2.0625	2.00	0.9375
S.D.	0.81650	0.80623	0.68313	0.44253	0.51640	0.77190

3-   1-2 A penetração do corante para o armazenamento de subgrupos durante duas semanas em intervalos de restaurações de amálgama e compósito:

As restaurações coladas com supercola e preenchidas com amálgama SDI (A2W) apresentaram 37,5% dentro do escore 0, enquanto os escores 1, 2 apresentaram 37,5%, 25,0% respetivamente, mas para o subgrupo de restaurações coladas com cola multiuso 3M e preenchidas com amálgama SDI **(A3W)** apresentaram 37.5% dentro da pontuação 0, enquanto as pontuações 1, 2 mostraram 50,0%, 12,5% respetivamente, enquanto para o grupo preenchido apenas com amálgama SDI sem qualquer ligação **(grupo de controlo A1W)** mostrou 12,5% dentro da pontuação 0, enquanto as pontuações 1, 2 e 3 mostraram 31,3%, 50,0% e 6,3% respetivamente.

As restaurações coladas com supercola e preenchidas com compósito **(grupo C2W)** apresentaram 12,5% dentro da pontuação 1, enquanto as pontuações 2   ,   3 apresentaram 75,0%,   12,5% respetivamente , mas para o grupo de restaurações

O grupo com compósito SDI ligado por 3M multiuse bond e preenchido com compósito SDI **(C3W)** mostrou 31,3% dentro do score 0, enquanto os scores 1, 2 mostraram 43,8%, 25,0% respetivamente, enquanto o grupo preenchido apenas com compósito SDI sem qualquer ligação (ClW) mostrou 60,0% dentro do score 1, enquanto os scores 2, 3 mostraram 81,0%, 12,5% respetivamente. Como se pode ver na tabela (3-4) e na figura (3-2), a frequência das pontuações é percentual.

Tabela (3-5) Distribuição das interfaces dente/restauração dos subgrupos armazenados durante um mês, de acordo com as pontuações de frequência

percentuais para a profundidade de penetração do corante

Pontuações	AIM	A2M)	A3M	C1M	C2M	C3M
0	1 (6.3%)	6 (37.5%)	6 (37.5%)	0	1 (6.3%)	5 (31.3%)
1	4 (25.0%)	9 (56.3%)	8 (50.0%)	1 (6.3%)	1 (6.3%)	9 (56.3%)
2	11 (68.8%)	1 (6.3%)	2 (12.5%)	7 (43.8%)	6 (37.5%)	2 (12.5%)
3	0	0	0	8	8 (50.0%	0
Média	1.6250	0.6875	0750	2.4375	2.3125	0.8125
S.D.	0.61914	0.60208	0.68313	0.62915	0.87321	0.65511

3-   1-3 A penetração do corante para armazenamento de subgrupos durante um mês em intervalos de restaurações de amálgama e compósito:

As restaurações coladas com supercola e preenchidas com amálgama SDI, (grupo A2M) apresentaram 3705% dentro do score 0, enquanto os scores 1, 2 apresentaram 56,3%,   6,3% respetivamente, mas para o grupo de restaurações

As restaurações coladas com cola multiuso 3M e preenchidas com amálgama SDI **(grupo A3M) apresentaram** 37,5% dentro do escore 0, enquanto os escores 1, 2 apresentaram 50,0%, 12,5% respetivamente, enquanto para o grupo preenchido apenas com amálgama SDI sem qualquer colagem **(grupo controle AIM)** apresentaram 6,3% dentro do escore 0, enquanto os escores 1, 2 apresentaram 25,0%, 68,8% respetivamente. As restaurações coladas com supercola e preenchidas com compósito **(grupo C2M) mostraram** 6,3% dentro do escore 0, enquanto os escores 1, 2 e 3 mostraram 6,3%, 37,5% e 50,0%, respetivamente, mas para o grupo de restaurações coladas com cola multiuso 3M e preenchidas com compósito **SDI (grupo C3M)** mostraram 31.3% dentro da pontuação 0, enquanto as pontuações 1, 2 mostraram 56,3%, 12,5% respetivamente, enquanto para o grupo preenchido apenas com compósito **SDI** sem qualquer **ligação (grupo de controlo C1M)** mostrou 6,3% dentro da pontuação 1, enquanto as pontuações 2, 3 mostraram 43,8%, 50,0% respetivamente. Como se pode ver na tabela (3-5) e na figura (3-3) da frequência das pontuações percentuais.

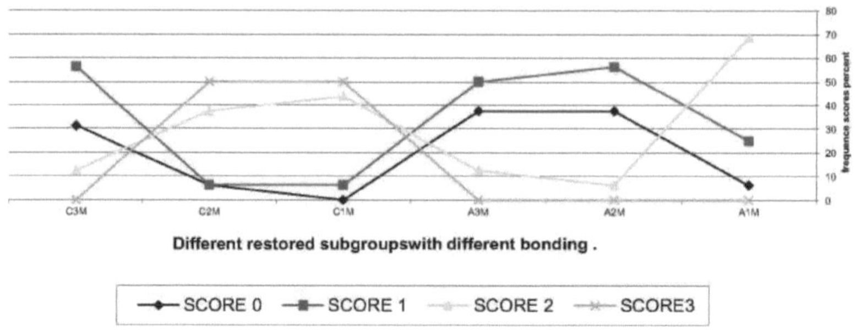

Figura (3-3) Distribuição das interfaces dente/restauração dos subgrupos envelhecidos durante um mês, de acordo com as pontuações de frequência em percentagem da profundidade de penetração do corante

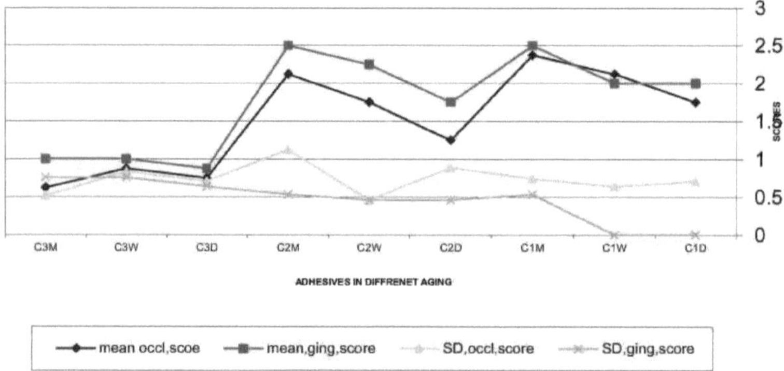

Figura(3-4)Média, DP, PONTOS DE PREENCHIMENTO DOS COMPOSTOS.

3-   2 Análises estatísticas:

As análises dos dados dos grupos e subgrupos foram efectuadas de acordo com as diferenças em -

3-   2-1 localizações das interfaces de restauração dentária:

O comparativo de significância deste estudo foi realizado entre os dados das interfaces oclusais e gengivais das restaurações dentárias. Os resultados mostraram que os subgrupos armazenados durante um dia, duas semanas e um mês, restaurados com amálgama SDI (AID, A1W, AIM) ou compósito SDI (CID, C1W, C1M), como grupo de controlo ou colados com adesivo de cianoacrilato (para amálgama A2D, A2W, A2M, **ou** para compósito C2D, C2W,C2M) ou colados por 3 grupos de adesivos dentários multiusos (para amálgama A3D, A3W, A3M **ou** para compósito C3D, C3W, C3M) não mostraram diferenças estatisticamente significativas entre as microfugas das interfaces oclusal e gengival dente/restauração, exceto para os grupos A1M,A2D,C1D,C1W,C2D,C2W, mostraram uma diferença significativa entre a microinfiltração do intervalo dente/restauração oclusal e gengival Tabela (3-6) e figuras (3-5)(3-5A)(3-6B)(3-6C)(3-7A)(3-7B).

Tabela (3-6) Teste de Kolomogorove-Simirnov (K.S.) das medições da penetração do corante na interface oclusal e gengival dente/restauração em

intervalos de um dia, duas semanas e um mês.

comparação sobre	Estatísticas				C.S*
	Lado oclusal		Lado gengival		(K.S.) ensaio de duas amostras
	Média	S. D	Média	S. D	
AID	2.5	0.483292	2.125	0.64087	(0.273) NS**
A1W	1.25	0.707107	1.75	0.886405	(0,292)NS
AIM	1.5	0.755929	1.75	0.46291	**(0.415) HS***.**
A2D	1.125	0.64087	1.0	0.534522	**(0.356) S******
A2W	0.75	0.707107	1.0	0.92852	(0,236)NS
A2M	0.15	0.517549	0.75	0.707107	(0,323)NS
A3D	0.875	0.834523	0.75	0.886405	(0,272)NS
A3W	0.75	0.707107	0.75	0.707107	(0,268)NS
A3M	0.75	0.707107	0.75	0.707107	(0,268)NS
CID	1.75	0.707106	2	0	**(0.378) S**
C1W	2.125	0.640869	2	0	**(0,341)HS**
C1M	2.375	0.744023	2.5	0.534522	**(0,314)NS**
C2D	1.25	0.886405	1.75	0.462910	**(0.378)S**
C2W	1.75	0.462910	2.25	0.462910	**(0.375)S**
C2M	2.125	1.125991	2.5	0.534522	(0,284)NS
C3D	0.75	0.707106	0.875	0.640869	(0,262)NS

| C3W | 0.875 | 0.834522 | 1 | 0.755928 | (0,218)NS |
| C3M | 0.625 | 0.517549 | 1 | 0.755928 | (0,262)NS |

C.S*=Comparativo de Significância
NS=Não significativo=P>0,05**
HS*= Muito significativo=P <0,01**
S**= significativo=P <0,05**

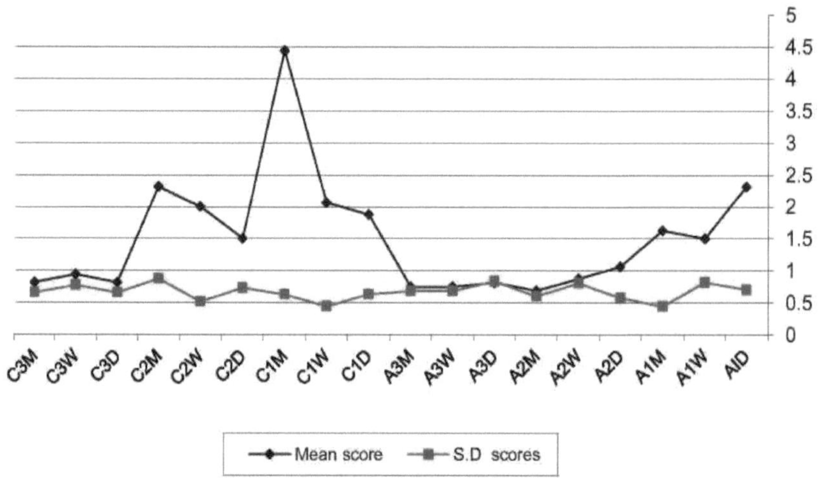

Figura **(3-5) Pontuação média e desvio padrão para a penetração do corante**

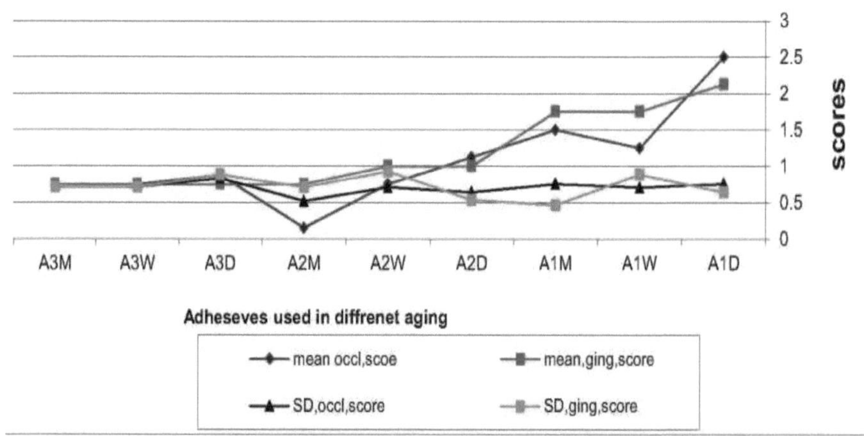

Figura **(3-6A) Média, DP, distribuição das pontuações estatísticas das interfaces dente/restauração.**

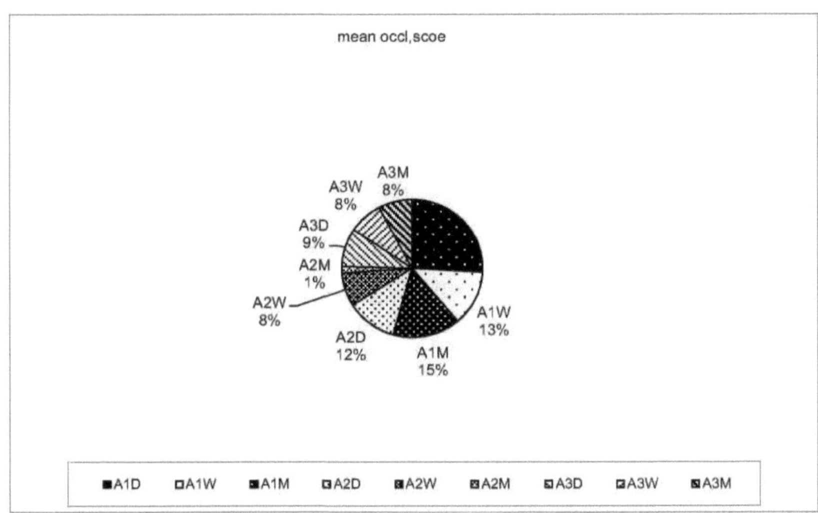

Figura **(3-6B) Média, DP, distribuição das pontuações estatísticas das interfaces dente/restauração na superfície oclusal.**

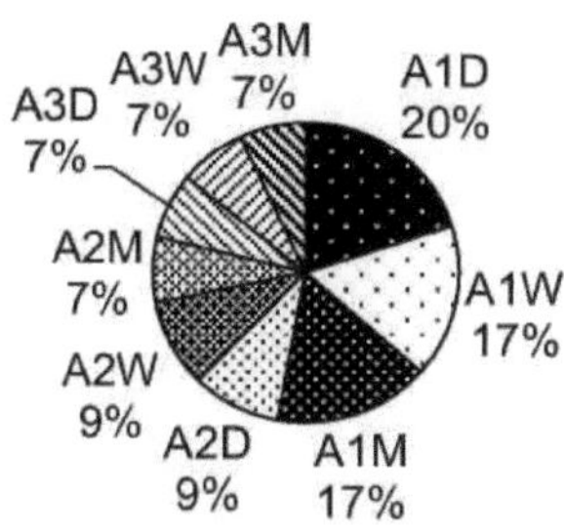

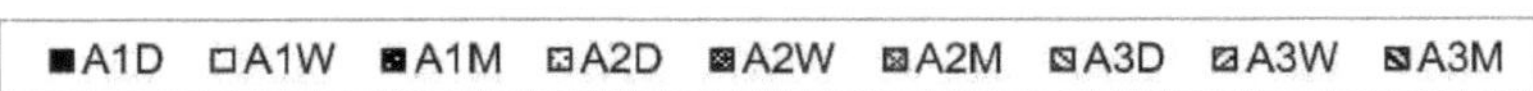

Figura **(3-6C) Média, DP, distribuição dos valores estatísticos das interfaces dente/restauração na superfície gengival.**

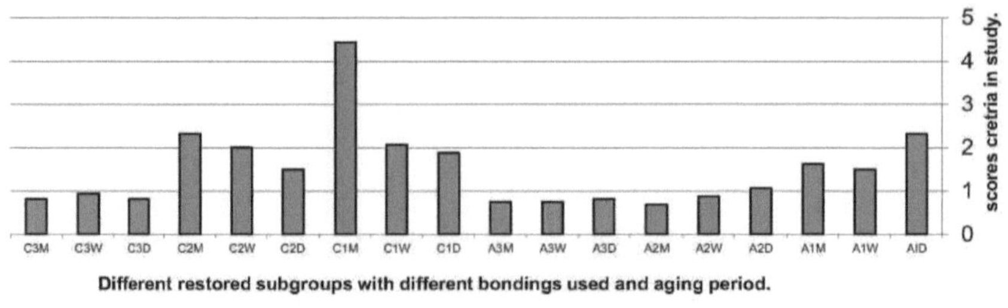

Figura(3-7 A)critérios de pontuação Média de penetração do corante.

Bonding types

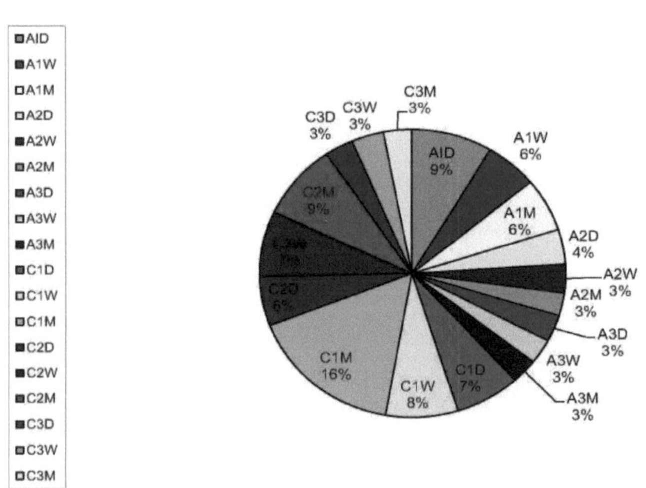

Figura (3-7 B) Tipos de ligação em percentagem.

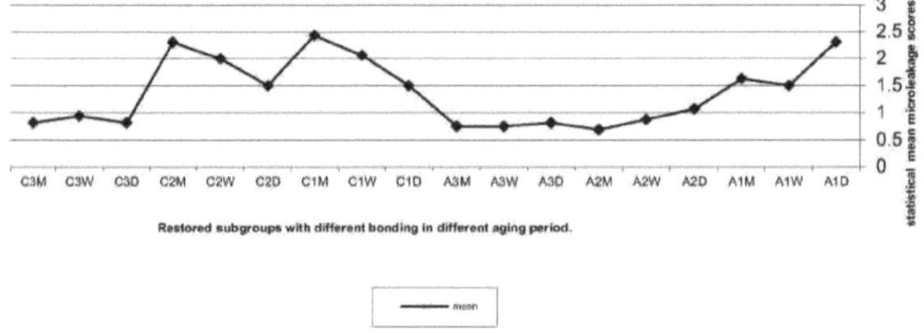

Figura (3-7 C) Média das pontuações entre os grupos restaurados com restaurações de amálgama e compósito

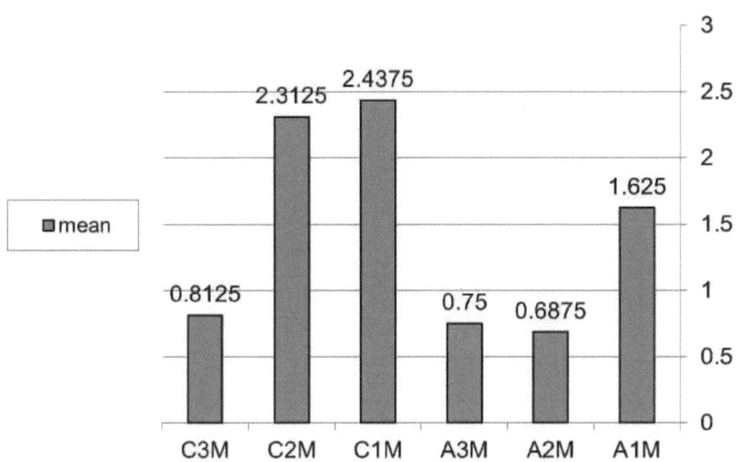

Figura(3-8)Média das pontuações entre os grupos restaurados com amálgama e com composito (SDI).

3-   2-2Tipo de ligação:

Todos os grupos foram divididos em subgrupos armazenados durante um dia, duas semanas e um mês. O grupo que foi dividido em subgrupos restaurados com amálgama (AlD, AlW, AlM) ou compósito SDI (C1D, C1W, C1M) foi considerado como grupo de controlo,os grupos divididos em subgrupos restaurados com amálgama SDI ou compósito SDI colados por subgrupos adesivos de cianoacrilato (para amálgama A2D, A2W, A2M, **ou** para compósito C2D, C2W, C2M), os grupos divididos em subgrupos restaurados com amálgama SDI ou compósito SDI colados por um grupo de colagem dentária multiusos 3M (para amálgama A3D, A3W, A3M **ou** para compósito C3D, C3W, C3M).Os subgrupos ligados mostraram uma microinfiltração muito menos significativa do que o grupo não ligado (amálgama SDI A1D, A1W, A1M ou compósito SDI C1D, C1W, C1M, este como grupo de controlo para estes grupos que envelheceram durante um dia ligados por adesivo de cianoacrilato mostraram uma microinfiltração estatisticamente muito menos significativa do que os grupos não ligados que envelheceram durante um dia, estes subgrupos ligados por ligação multiusos 3M em subgrupos de enchimento de amálgama. Os subgrupos colados com

Tabela (3-7) Teste de Wilcoxon Signed Rank das pontuações de penetração do corante A medição dos subgrupos difere apenas no tipo de ligação.

Comparação 1:2	Estatísticas		C.S
	Grupo 1	**Grupo 2**	Wilcoxon Teste

	Média	S. D	Média	S. D	
A2D:A1D	1.062	0.57373	2.3125	0.70415	0,002 HS
A3D:A1D	0.812	0.83417	2.3125	0.70415	0,001 HS
A3D:A2D	0.812	0.83417	1.0625	0.57373	**0,206 NS**
A2W-A1W	0.875	0.80623	1.50	0.8165	0.013 s
A3W-A1W	0.750	0.68313	1.50	0.8165	0.036 S
A3W-A2W	0.750	0.68313	0.875	0.80623	**0,617 NS**
A2M-A1M	0.687	0.60208	1.6250	0.61914	0,002 HS
A3M-A1M	0.750	0.68313	1.6250	0.61914	0,008 HS
A3M-A2M	0.750	0.68313	0.6875	0.60208	**0,763 NS**
C2D-C1D	1.500	0.73029	1.8750	0.500	0.014 S
C3D-C1D	0.812	0.65510	1.8750	0.500	0,003 HS
C3D-C2D	0.812	0.65510	1.500	0.730296	0.052 S
C2W-C1W	0.875	0.80623	2.0625	0.44253	**0,655 NS**
C3W-C1W	0.937	0.77190	2.0625	0.44253	0,001 HS
C3W-C2W	0.937	0.77190	0.8750	0.80623	0,001 HS
C2M-C1M	2.312	0.8321	2.4375	0.62915	**0,157 NS**
C3M-C1M	0.812	0.65511	2.4375	0.62915	0,001 HS
C3M-C2M	0.812	0.655	0.937	0.7719	0,001 HS

A ligação 3Mmultiuse em subgrupos de enchimento de compósitos mostrou statistical significant less micro leakage than unbounded groups than those group bonded by bonded by cyanoacrylate adhesive group in composite aging for one day and showed high significant less micro leakage than the unbounded group control composite filling group and bonded by cyanoacrylate adhesive composite group for two weeks and one month interval. Mas o grupo colado com adesivo dentário multiusos 3M (para as amálgamas A3D, A3W, A3M) não apresentou significância nos intervalos de um dia, duas semanas e um mês, o que nos indica que o cianoacrilato e o adesivo dentário multiusos 3M nos grupos de amálgamas para os diferentes envelhecimentos tiveram uma diferença clínica semelhante ou nenhuma diferença de microfugas A3D-A3D, A3W-A2W, A3M-A2M. Embora tenha havido uma diferença estatisticamente significativa em C3W-C2W, C3M- C2M, e estatisticamente significativa no subgrupo C3D- C2D, isto significa que houve uma diferença na propriedade de limitação da microinfiltração entre o adesivo 3Mdental bond e o adesivo de cianoacrilato (supercola) nos subgrupos de compósito restaurados. O grupo de controlo de compósito não teve qualquer efeito na redução da microinfiltração quando comparado com os grupos de compósito ligados com adesivo de cianoacrilato, exceto os subgrupos com um dia de envelhecimento C2DC1D, como se mostra na tabela (3-7) e nas figuras (3-7A)(3-7B).

3-   2-3 Período de envelhecimento:

O comparativo de significância deste estudo foi comparar cada par de subgrupos diferentes apenas no período de armazenamento. O resultado mostrou que as amostras tinham significância estatística em diferentes subgrupos nas pontuações de microinfiltração como teste T- Test Paired Samples Test para pontuações de medições de penetração de corante, como na tabela (3-8) e figura (3-7A)(3- 7B))mudança estatisticamente significativa de penetração de profundidade de microinfiltração nos subgrupos A1D-A1W , A1D:A1M , A2D:A2M e em todos os subgrupos de amostras de compósito de controlo restauradas em diferentes períodos de envelhecimento (um dia, duas semanas e um mês) e estatisticamente significativa nos subgrupos C2D:C2W , C2D:C2M para o grupo do adesivo de cianoacrilato, enquanto todos os restantes subgrupos foram estatisticamente não significativos, o que significa que não há efeito do período de tempo na redução do grau de progresso da microfuga para estes materiais, que progridem de forma semelhante nestes períodos de envelhecimento.

Tabela (3-8) Teste T- Teste de amostras emparelhadas das pontuações de penetração do corante medição dos subgrupos diferem apenas nos períodos de envelhecimento.

Comparação 1:2	Estatísticas				C.S
	Grupo 1		**Grupo 2**		Teste T
	Média	S. D	Média	S. D	
A1D:A1W	2.3125	0.70415	1.50	0.8165	**0.10 s**

A1D:A1M	2.3125	0.70415	1.625	0.61914	**0,007 HS**
A1W:A1M	1.50	0.8165	1.625	0.61914	0,609 NS
A2D:A2W	1.0625	0.57373	0.875	0.80623	0,333 NS
A2D:A2M	1.0625	0.57373	0.6875	0.60208	**0.054 S**
A2W:A2M	0.875	0.80623	0.6875	0.60208	0,270 NS
A3D:A3W	0.8125	0.83417	0.750	0.68313	0,827 NS
A3D:A3M	0.8125	0.83417	0.750	0.68313	0,817 NS
A3W:A3M	0.750	0.68313	0.750	0.68313	1.000 NS
C1D:C1W	1.875	0.63140	2.0625	0.44253	**0,003 HS**
C1D:C1M	1.875	0.63140	2.4375	0.62915	**0,000 HS**
C1W:C1M	2.0625	0.4425	2.4375	0.6291	**0.029 S**
C2D:C2W	1.5	0.7303	2.0	0.5164	**0,006 HS**
C2D:C2M	1.5	0.7303	2.3125	0.8732	**0,001 HS**
C2W:C2M	2.0	0.5164	2.3125	0.8732	0,096 NS
C3D:C3W	0.811	0.6551	0.9375	0.7719	0,652 NS
C3D:C3M	0.811	0.65511	0.8125	0.65511	1.000 NS
C3W:C3M	0.9375	0.77190	0.8125	0.65511	0,580 NS

3-   2-4Tipo de restaurações de amostras:

Os resultados significativos (Teste de Kolmogorov-Smirnov) mostraram que, para os subgrupos armazenados durante duas semanas e um mês (A2W, AIM, A2M), os grupos restaurados com amálgama com ou sem colagem têm estatisticamente menos microlekage do que os correspondentes.

Todos os grupos apresentaram microinfiltrações marginais, mas os grupos de amálgama apresentaram 42% de adesão com o adesivo de cianoacrilato e 46% com o adesivo 3Mmultiuse em relação ao grupo de controlo e - Os resultados mostram que o adesivo de cianoacrilato apresenta um comportamento semelhante ao do adesivo 3M multiuse na microinfiltração com enchimento de amálgama, como se pode ver na tabela (3-5)(3-9) figura (3-8).

Tabela (3-9) Teste de Kolmogorov-Smirnov das medições da penetração do corante dos grupos que diferem apenas no tipo de restaurações

Comparação 1:2	Estatísticas				C.S
	Grupo 1		**Grupo 2**		Kolmogorov-Smirnov (2tailed)
	Média	S.D	Média	S.D	
AID:C1D	2.3125	0.70415	1.8750	0.500	(0,375) NS
A1W:C1W	1.500	0.81650	2.0625	0.44253	(0,375) NS
A1M:C1M	1.6250	0.61914	2.4375	0.62915	**(0.500) S**
A2D:C2D	1.0625	0.57373	1.50	0.73030	(0,438) NS
A2W:C2W	0.8750	0.80623	2.00	0.51640	**(0,625) HS**
A2M:C2M	0.6875	0.60208	2.3125	0.87321	**(0,813) HS**
A3D:C3D	0.8125	0.83417	0.8125	0.65511	(0,125) NS
A3W:C3W	0.750	0.68313	0.9375	0.77190	(0,125) NS
A3M:C3M	0.750	0.68313	0.8125	0.65511	(0,063) NS

3- 3 Força adesiva do adesivo superglue de cianoacrilato:

Os resultados mostraram como na tabela (3-10), quando Os testes combinados de cisalhamento e tração foram realizados para medir a força de adesão, aplicando força para remover o preenchimento das amostras de cavidade. Cada amostra contém oito dentes para um período de envelhecimento de 24, 48 horas em soro fisiológico normal, resultando em fratura dentro da obturação, o que sugere que a força adesiva é maior do que a coesiva.

Tabela (3-10) resistência média de união do cianoacrilato (supercola), em vários intervalos de tempo, em materiais de preenchimento de compósito e amálgama.

Período em horas	Média (KN) em Força de remoção do enchimento composto	Média (KN) em Força de remoção de amálgama
24	13.2	12.4
48	13.2	12.4

3-   4 Medições das librações de cianeto e formaldeído:

De acordo com a tabela (3-11), os resultados do ensaio técnico químico **não** revelaram a libertação de quaisquer elementos de cianeto ou formaldeído no fluido de diferentes períodos de envelhecimento das amostras de dentes com penetração de corante, ou seja, os resultados mostram que não foi observada toxicidade em nenhuma das amostras de fluido testadas.

A Tabela (3-11) mostra as librações de cianeto no adesivo de cianoacrilato (supercola) e as librações de formaldeído em amostras de dentes com restaurações de amálgama e compósito em diferentes períodos de envelhecimento.

Período de envelhecimento para amostras de fluido de penetração de corante.	Librações de cianeto	Libertação de formaldeído
UM DIA DE ENVELHECIMENTO AMOSTRA	Não observar	Não observar
DUAS SEMANAS DE ENVELHECIMENTO AMOSTRA	**Não *observar***	Não observar

ENVELHECIMENTO DE UM MÊS AMOSTRA	Não observar	Não observar

Tabela (3-12) Librações de cianeto em contacto direto com o adesivo de cianoacrilato (supercola) em diferentes períodos de envelhecimento e valores de pH.

Valor de PH do fluido lâminas de vidro	Librações de cianeto um dia envelhecido	Librações de cianeto duas semanas de envelhecimento	Librações de cianeto com um mês de envelhecimento
4 pH	Não observar	Não observar	Não observar
5.2 pH	Não observar	Não observar	Não observar
5,6 pH	Não observar	Não observar	Não observar
7 pH	Não observar	Não observar	Não observar

No contacto direto de lâminas de vidro mergulhadas em fluido com diferentes períodos de envelhecimento e valores de pH, o resultado não encontrou quaisquer elementos cianídricos livres. A aplicação direta ou a pintura de adesivo de cianoacrilato em lâminas de vidro, que foram mergulhadas em fluido com contacto direto, com diferentes períodos de envelhecimento e valores de pH, librações de cianeto e formaldeído, como se mostra na tabela (3-12), (3-13).

Tabela (3-13) Librações de elementos de formaldeído de adesivo de cianoacrilato (supercola) em lâminas de vidro mergulhadas em fluido de diferentes períodos de envelhecimento e valores de pH.

Tempo de envelhecimento período	Libertação de formaldeídos num dia de envelhecimento	Libertação de formaldeídos após duas semanas de envelhecimento	Libertação de formaldeídos com um mês de envelhecimento
4pH	Não observar	Não observar	Não observar

5.2 pH	Não observar	Não observar	Não observar
5,9 pH	Não observar	Não observar	Não observar
7PH pH	Não observar	Não observar	Não observar

3-5 O efeito de diferentes períodos de envelhecimento e valores de PH no adesivo de cianoacrilato (supercola) :

A tabela (3-14) mostra a separação da camada de tinta adesiva de cianoacrilato da lâmina de vidro, pelo que não houve efeito do fluido na dissolução do adesivo em diferentes períodos de envelhecimento e valores de pH do fluido. (Os diferentes valores de pH correspondem às condições da cavidade oral e dentária, que podem ser encontradas).

Tabela (3-14) Pesos do adesivo de cianoacrilato (supercola) em lâminas de vidro em diferentes períodos de envelhecimento e valores de pH.

Período de envelhecimento da lâmina de vidro	Média Peso da lâmina de vidro seca.	Média Peso da lâmina de vidro após a cianoacrila te ofegante.	Peso médio da lâmina de vidro no dia de envelhecimento	Média Peso da lâmina de vidro em duas semanas de envelhecimento	Peso médio da lâmina de vidro após um mês de envelhecimento
4pH	0,193 mg	0,195 mg	0,193 mg	0,193 mg	0,193 mg
5.2 pH	0,192mg	0,193 mg	0,192 mg	0,192 mg	0,192mg
5,9 pH	0,193mg	0,194 mg	0,193 mg	0,193mg	0,193 mg
7pH	0,194 mg	0,195 mg	0,194mg	0,194 mg	0,194 mg

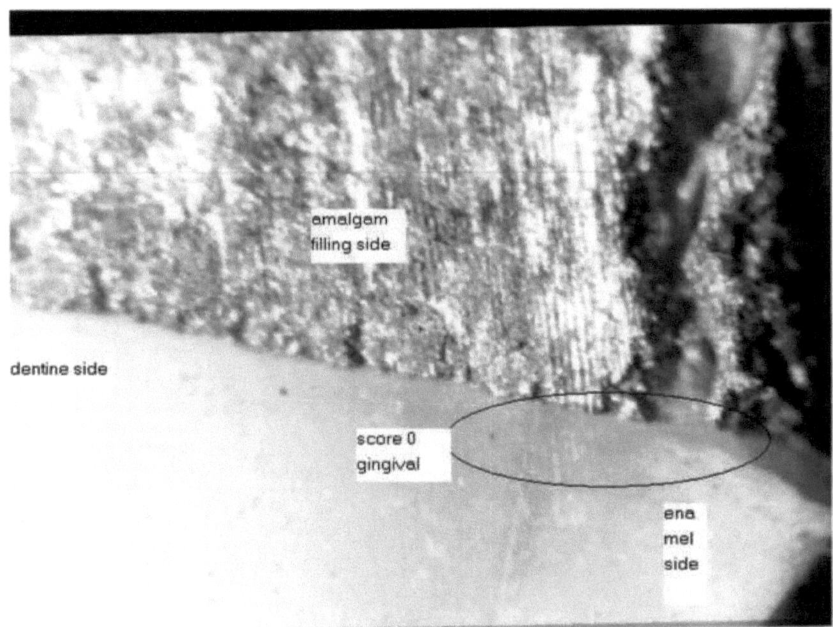

Figura (3-9): obturação de amálgama com pontuação no lado gengival.

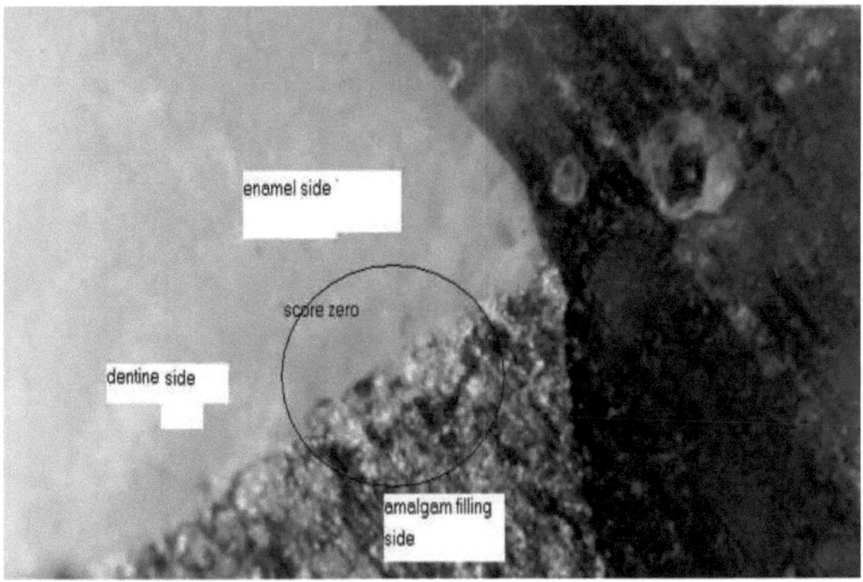

Figura (3-10): obturação de amálgama com oclusal de pontuação 0.

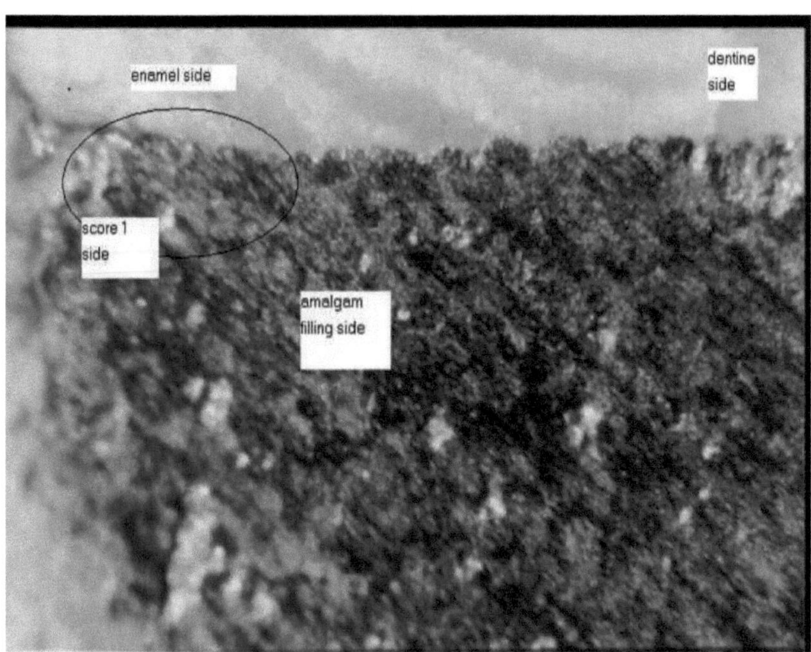

figura(3-ll)obturação de amálgama com o lado gengival da pontuação 1

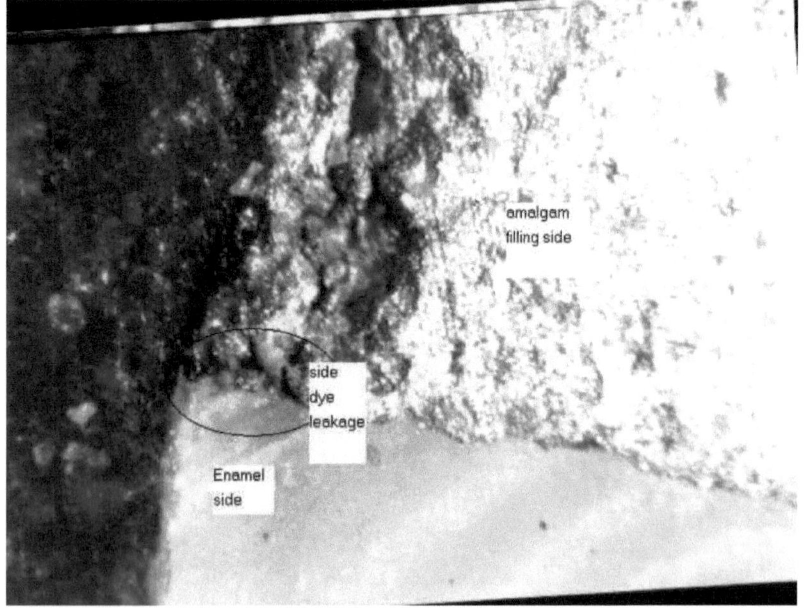

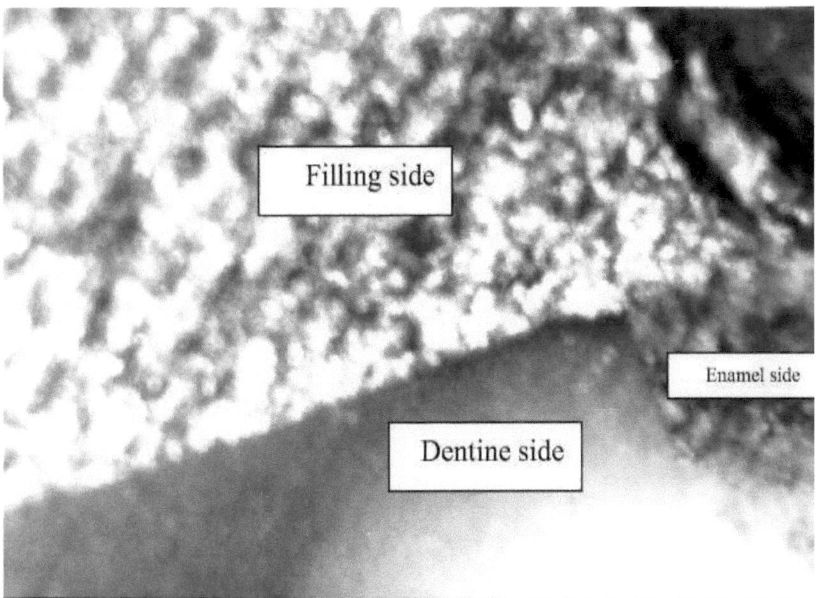

figura(3-13) obturação de amálgama com lado gengival score2.

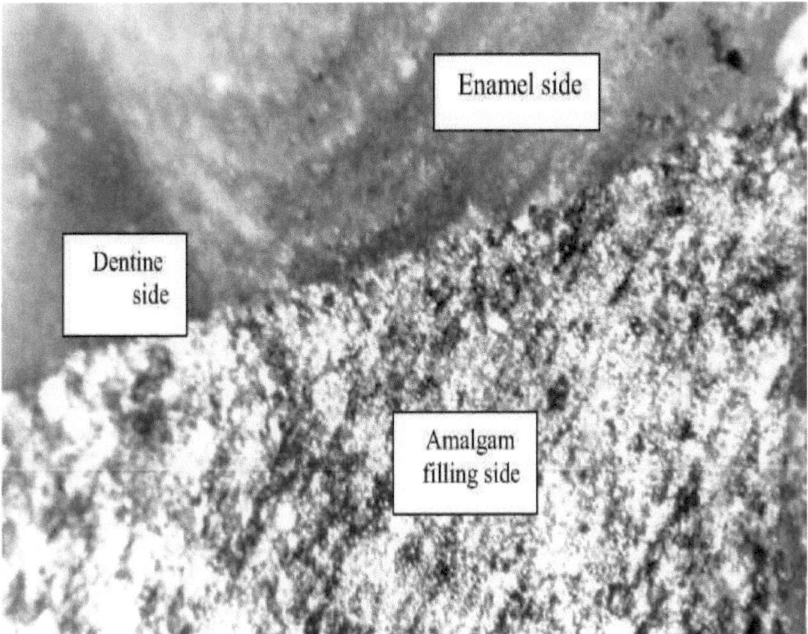

figura(3-14) obturação de amálgama com score2 lado oclusal.

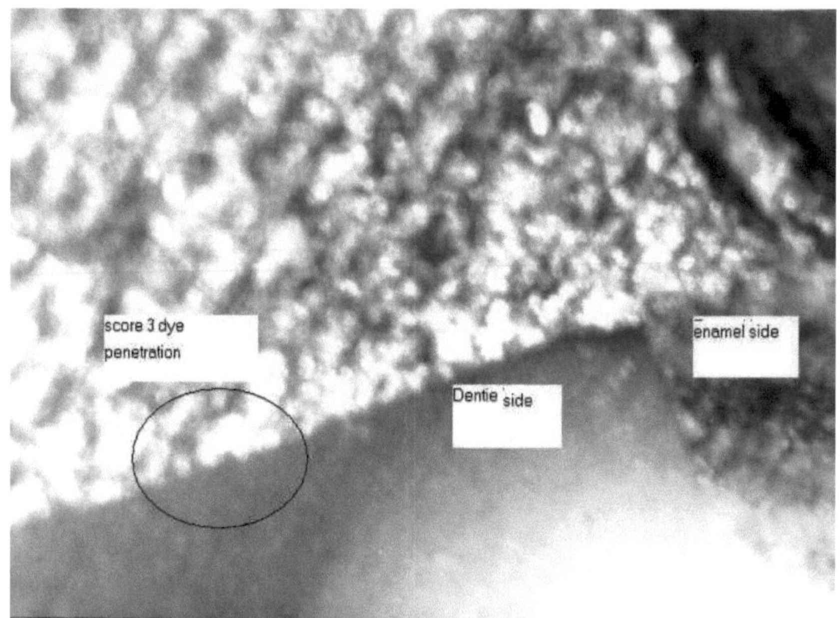

Figura (3-15) obturação de amálgama com pontuação 3.

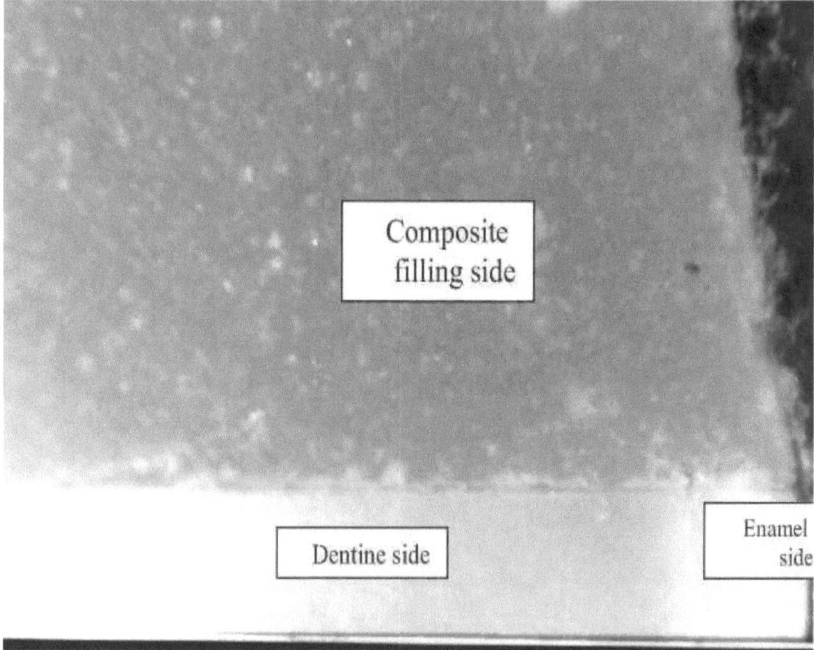

Figura (3-16) preenchimento de compósito com lado gengival de pontuação 0.

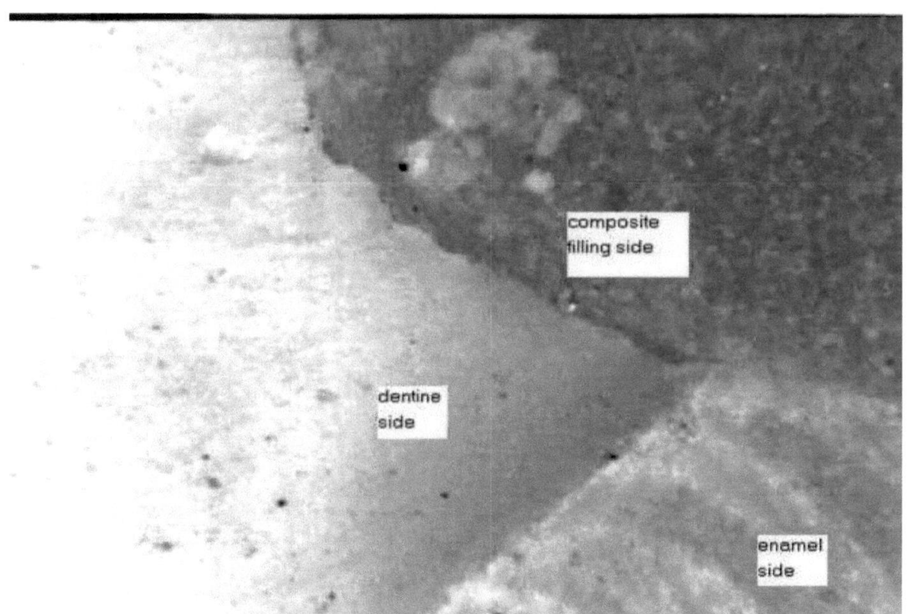

Figura (3-17) Restauração de compósito com lado oclusal de pontuação 0.

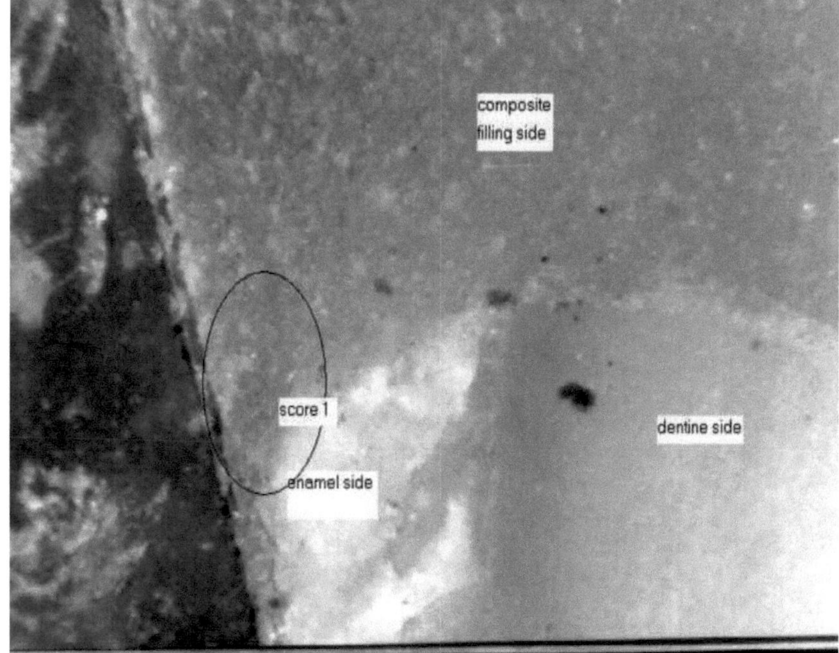

Figura (3-18) preenchimento de compósito com pontuação no lado gengival.

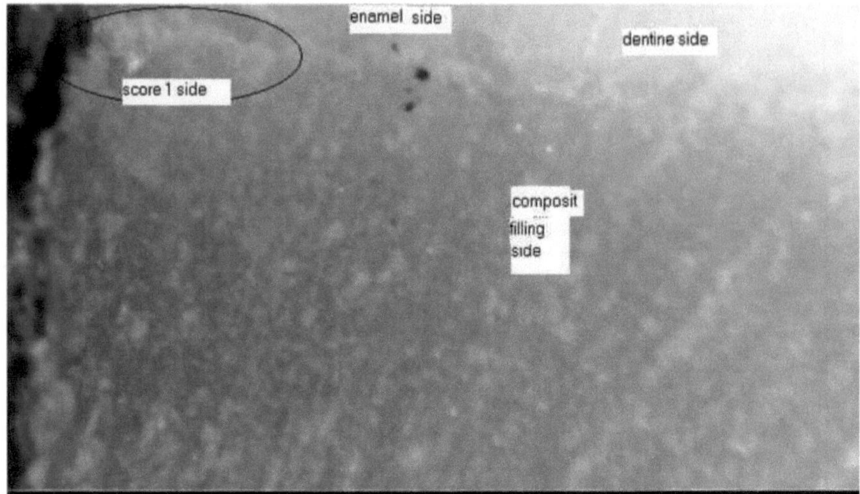

Figura (3-19): Restauração em compósito com pontuação 1 no lado oclusal.

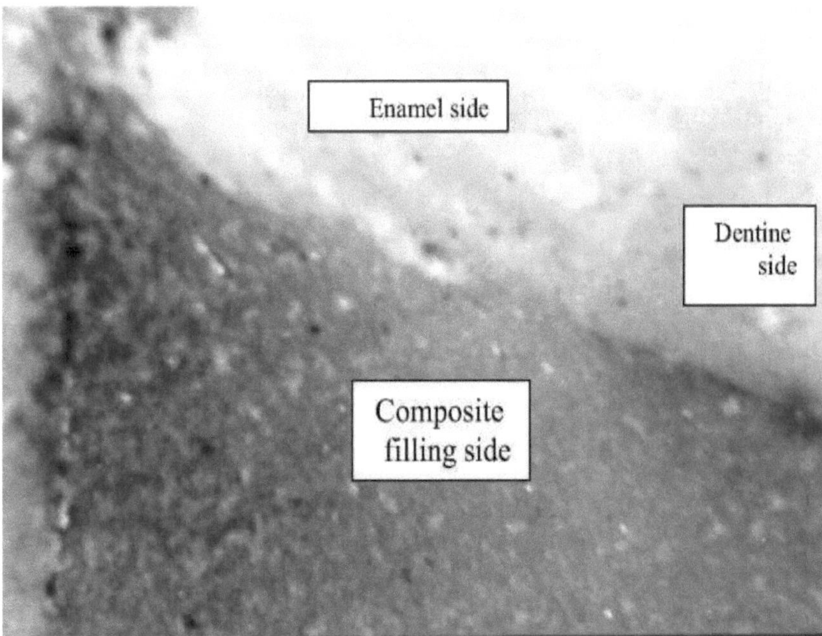

Figura (3-20) Preenchimento de compósito com o lado gengival do score2.

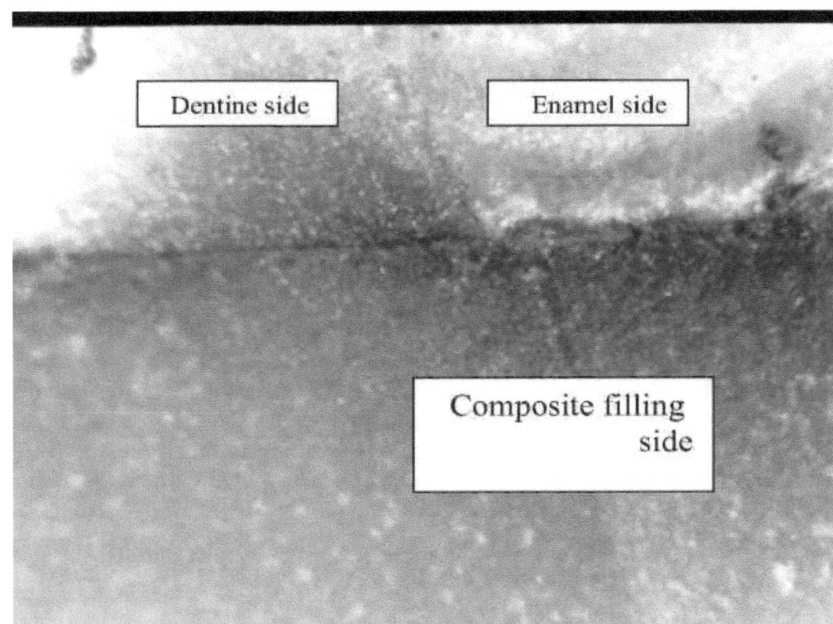

Figura (3-21) obturação em compósito com scor 2 no lado oclusal

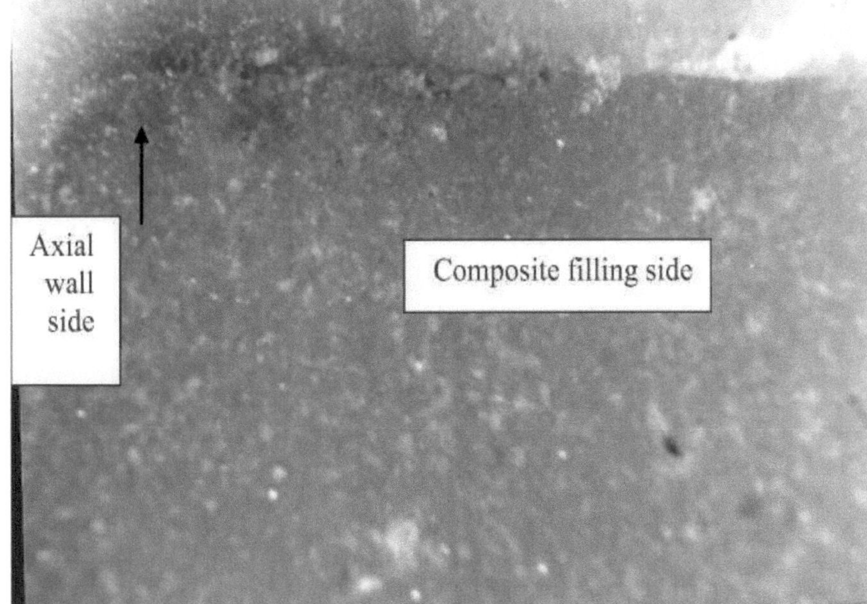

Figura (3-22) enchimento composto com scor 3.

Capítulo 4

DISCUSSÃO

A microinfiltração marginal é uma deficiência inerente a todos os materiais de restauração dentária quando utilizados de acordo com o procedimento tradicionalmente recomendado (Going R E.1984).

Um dos objectivos de uma restauração ideal é evitar a microinfiltração. Os estudos in vitro têm sido utilizados para avaliar a fuga marginal e comparar os desempenhos das restaurações (Al-Jazairy YH, Louka AN.1999) (Howdle MD, Fox K, Youngson CC. 2002) (Helvatjoglou etal,,2000). As restaurações de classe V são frequentemente utilizadas para avaliar a fuga marginal da restauração. No entanto, o local em que a microinfiltração é marcada raramente é definido, além disso, existe uma falta de correlação entre os estudos in vitro e in vivo, uma vez que os estudos in vivo apresentam algumas condições que dificilmente poderiam ser reproduzidas in vitro. No entanto, os resultados dos estudos in vivo são frequentemente menos negativos do que os dos estudos in vitro. Os ensaios in vitro são essenciais para efeitos de desenvolvimento. Assim, os resultados in vitro devem ser vistos como um nível teórico de fuga máxima, que pode ser esperado in vivo (Helvatjoglou- etal,. 2000).

Neste trabalho, as amostras dos grupos foram armazenadas por um dia, duas semanas e um mês como período de envelhecimento, para elucidar o efeito do período de envelhecimento no selamento das margens de microinfiltração de restaurações de compósito e amálgama em comparação com a presença ou ausência de agente adesivo de ligação. De seguida, as restaurações foram submetidas a ciclos térmicos para simular a condição na cavidade oral. As Tabelas (3-3)(3-4)(3-5) e as figuras (3-5)(3-6 A,B,C)(3-7 A, B,C)(3-4)(3-5)(3-6) mostram a microinfiltração em amostras de adesivo 3Mmltiuse, adesivo de cianoacrilato e grupos de controlo sem adesivo. Observa-se um certo grau de microfugas em todos os grupos, semelhante aos resultados de AL-Nema MM. 1994), mas a quantidade

de penetração do corante é um pouco inferior aos resultados de Ben-Amar etal 1986, e staninec e holt (1988).

4- 1 penetração do corante:

Foram empregues diferentes métodos para avaliar a microinfiltração em torno das restaurações, sendo a penetração do corante através da microinfiltração marginal provavelmente o método mais utilizado.

As principais vantagens desta técnica são o baixo custo e a facilidade de aplicação. As desvantagens são a avaliação subjectiva dos resultados e o baixo peso molecular das partículas de corante, que são menores do que o das bactérias, e a fraca padronização do método. Os testes com corantes podem detetar fugas onde as bactérias não conseguem penetrar. (AlaniAH, TohCG. 1997).

Não existe uma técnica universal aceite para determinar a microinfiltração de materiais de restauração, pelo que a eficácia de um novo tipo de adesivo comercial na redução da quantidade de infiltração marginal em torno de restaurações de amálgama e compósito foi investigada através do método de penetração de corante.

A comparação dos resultados de diferentes estudos é crítica, uma vez que não existem normas geralmente aceites para os parâmetros experimentais, tais como o tipo e a concentração da solução de armazenamento, o tempo de armazenamento, a temperatura durante o armazenamento, o tipo e a duração do ciclo térmico e/ou do ciclo mecânico e os critérios de pontuação (Helvatjoglou- 2000),

No nosso trabalho, os grupos mostraram diferentes graus de microfugas, como evidenciado pela quantidade de penetração do corante, os mesmos resultados de Ben-Amar,etal 1978((Ben-AmarA, 1987.) (Mohammed. 1998).

4-1-1 localizações das interfaces de restauração dentária:

As figuras (3-6 A,B,C) mostram a microinfiltração em amostras de grupos restaurados com amálgama que aderiram com 3Mmultiuse bond, adesivo de cianoacrilato e grupo de controlo (não aderido).

A penetração da microinfiltração na superfície gengival em ambos os grupos de adesivo de cianoacrilato e 3Mltiuse é semelhante, conforme a tabela **(3-6)** e as figuras (3-6A,B,C), o que está de acordo com Going R. etal.I960, que sugeriu que a espessura do esmalte poderia ser um fator importante para determinar a penetração mais profunda dos corantes nas margens gengivais das restaurações de resina da classe V, ou pode estar relacionada com a direção das hastes de esmalte que podem dar ligação a este material de ligação ao esmalte do lado da parede oclusal do que à parede lateral gengival, este resultado coincide com os resultados relatados por Staninec etal ,.1988, utilizando diferentes adesivos.

Na superfície oclusal, no entanto, a ligação multiuso 3M deu o mesmo valor que na interface de restauração dentária da superfície gengival, como mostrado na tabela (3-6), os resultados indicaram que não há diferença estatística entre as paredes oclusais e gengivais dos subgrupos com ligação multiuso 3M, este resultado coincide com os resultados relatados por Gottlieb, etal em 1985 e Ben-Amar etal,. 1986 e AL-Nema .1994.

Enquanto o adesivo de cianoacrilato apresentou um valor inferior ao da cola multiusos da 3M.

Tanto o adesivo de cianoacrilato como a cola multiusos da 3M estão expostos a ambientes e ciclos térmicos semelhantes. Por conseguinte, os mesmos efeitos (período de envelhecimento, temperatura de 37 °C, imersão em soro fisiológico normal e a mesma temperatura Delta) em ambos os adesivos, ou seja, o adesivo de cianoacrilato e a ligação multiusos 3M).

Por conseguinte, a diminuição das microfugas do adesivo de cianoacrilato na superfície oclusal pode ser atribuída à boa adesão e plasticidade do adesivo de cianoacrilato.

Nas figuras (3-5), (3-7 A, B,C), (3-8) e na tabela (3-2), as microfugas observadas na ligação multiusos da 3M nos períodos (um dia, duas semanas e um mês) são quase semelhantes, (o,75).

Enquanto que no adesivo de cianoacrilato a microinfiltração diminui à medida que o tempo de exposição aumenta (0,68). Este é o resultado da intensidade, uma vez que, provavelmente, esta pode ser uma tendência para diminuir ainda mais com o tempo. Isto deve-se aos efeitos de um maior tempo de envelhecimento.

Os compósitos com cianoacrilato com um dia e duas semanas de intervalo neste subgrupo mostraram que a micro fuga na gengiva com as paredes oclusais, isto pode estar relacionado com a espessura do esmalte, que é maior no lado oclusal do que no lado gengival.

4-   1-2 Tipos de ligação:-

Os resultados deste trabalho mostraram que a utilização de colagem sob restaurações de amálgama reduz as microfugas, o que coincide com os resultados relatados por diferentes autores (Barber etal,,1964 e Anderwes e .1980 e Staninec etal,,1988 e Ben-Amar etal ,.1993).

O resultado mostrou na tabela (3-7) e na figura (3-6)(3-7)(3-8)(39), o adesivo cianoacrilato até certo ponto com o comportamento das vias de propriedade de ligação 3M na restauração de amálgama como em A3D: A2D, A3W: A2W e A3M: A2M, subgrupos, enquanto não como com subgrupos semelhantes de compósito, isso significa que temos estatisticamente não significativo com C2W: C1W e C2M: C1M, subgrupos, que significam penetração de corante de micro vazamento semelhante: C2D, C3W: C2W e C3M: C2M. Subgrupos. Isto significa que existe uma diferença na propriedade de limitação da microinfiltração entre o 3Mdental bond e o adesivo de cianoacrilato (supercola) nos subgrupos de compósito restaurados. O compósito no grupo de controlo não teve qualquer efeito na redução da microinfiltração quando comparado com o grupo de compósito ligado com o adesivo de cianoacrilato, exceto nos subgrupos com um período de envelhecimento de um dia C2D-C1D, pelo que o adesivo de cianoacrilato, como vemos, dá melhores resultados quando utilizado com restaurações de amálgama em comparação com a ligação 3M, estes resultados estão de acordo com os resultados de Ben-Amar etal ,.1994 que referiu que a colagem da dentina proporciona um melhor selamento do que o verniz, o que também coincide com os resultados de etal,.1984) que demonstrou uma melhoria do selamento marginal principalmente devido à formação de micro poros dentro dos quais a resina forma um selamento mecanicamente retentivo por condicionamento ácido. Enquanto o aumento

Também o stress térmico coloca uma tensão adicional no local de ataque ácido, bem como o efeito da contração da polimerização (Craig R G. 1997).

As principais questões críticas, que afectam o desempenho dos adesivos dentários, são semelhantes aos principais factores que afectam as aplicações de colagem não dentárias (Tavakoli, M. 2002*):*

1- Reatividade dos adesivos - inclui a reatividade química (por exemplo, ligação química primária e secundária) e física (humedecimento, penetração nas irregularidades da superfície) entre o adesivo e as superfícies do dente (por exemplo, dentina e esmalte).

2- Estado da superfície do dente - as condições químicas e físicas da superfície do esmalte e da dentina podem afetar a adesão do material dentário e a durabilidade a longo prazo.

3- A incompatibilidade das propriedades de expansão térmica ou de fluidos entre os materiais dentários e o dente pode causar tensão residual, o que pode levar a uma falha prematura.

4- A expansão correspondente associada à absorção de água dos fluidos orais poderia contrabalançar alguma contração de fixação.

5- A retração das colas durante ou após a reação de cura pode causar descolamento e falha prematura.

6- Cura insuficiente - a falta de cura completa da fixação das resinas poliméricas pode causar a formação de um material de proteção ou de enchimento fraco, que será suscetível de degradação e falha prematuras.

4-   1-3 Período de envelhecimento: -

A microinfiltração da restauração de amálgama é mais elevada no momento inicial e diminui com o tempo, devido ao processo de corrosão da amálgama que resulta na precipitação de produtos de corrosão na interface dente/restauração.

(O resultado para os grupos de amálgama de controlo durante duas semanas e um mês não teve qualquer redução nas microfugas, enquanto que na amálgama ligada com adesivo de cianoacrilato existe uma estatística significativa entre o envelhecimento de um dia e um mês. Estes resultados coincidem com os resultados relatados por Bergenholtz etal em 1982, que mostraram que a amálgama de preenchimento exibia baixos níveis de microvazamento e contaminação bacteriana após três semanas do que oito semanas, é bem conhecido que o microvazamento de restaurações de amálgama frescas é excessivo nos primeiros dias e diminui com o tempo, à medida que os produtos de corrosão selam o espaço entre as paredes da cavidade e a restauração (Grossman e Matejka . 1993). (AL-Nema . 1994)(Ben -Amar etal ,.1993).

Os materiais resinosos e os componentes orgânicos das resinas compostas têm baixa solubilidade em água e em ácidos de placa, como o ácido acético e o ácido pirectico; no entanto, são solúveis (ou pelo menos amolecidos) em solventes orgânicos que podem ser introduzidos por via oral (por exemplo, etanol); se amolecidos por estes solventes, a sua resistência ao desgaste pode ser drasticamente reduzida. Os componentes cerâmicos inorgânicos dos compósitos podem ser solúveis em fluoretos acidulados aplicados topicamente durante certos procedimentos clínicos (Bayne etal,. 1994). A matriz orgânica é a principal responsável pela absorção de água. A água e outras pequenas moléculas podem potencialmente politizar o compósito, bem como degradar quimicamente a matriz em monómeros ou outros derivados (Sturdevent etal,.1995). Os valores de sorção de água para compósitos micro-finos são de 1,2-2,2 mg/cm2, que são superiores aos dos compósitos finos, que são de 0,3-0,6 mg/cm2, bem como para o compósito híbrido devido ao maior volume de polímero (Craig . 1997)(Ortengren etal

2000)(AL-Hejazi . 2001). Os resultados mostraram uma diferença altamente significativa entre os três subgrupos AID: AIM, CID: C1W, CID: C1M, C2D: C1M, C2W: C2M e estatisticamente significativa como nos subgrupos AID: A1W, A2D: A2M e C1W: CIMsubgrupos. O aumento das fugas com o envelhecimento pode ser atribuído a um dos seguintes factores ou a uma combinação dos mesmos

1-   Dessorção e difusão do monómero não ligado à resina composta como resultado da absorção de água da resina composta. Isto é apoiado pela descoberta de Harada etal em 1996, que mostrou que a superfície da dentina intertubular rebatida se torna mais áspera ao longo do tempo, sugerindo uma possível fuga de alguns componentes da resina da camada híbrida. No entanto, isto discorda de Craig 1997 que afirmou que a absorção de água não é totalmente prejudicial e que a expansão correspondente associada à absorção de água dos fluidos orais poderia contrabalançar alguma contração de presa.

2- Desintegração dos materiais de ligação com o envelhecimento:

Saiku etal 1993 verificaram que, utilizando uma ligação de amálgama que é um derivado de 4-META, os grupos envelhecidos mostraram uma fuga significativamente maior nas margens do esmalte e da dentina do que os grupos análogos não envelhecidos.

4- l-4Tipo de restaurações:

Os resultados significativos (Teste de Kolmogorov-Smirnov) mostraram que, para os subgrupos armazenados durante duas semanas e um mês (A2W, AIM, A2M), os grupos restaurados com amálgama, com ou sem colagem, apresentavam uma microinfiltração estatisticamente significativa menor do que os grupos correspondentes e de restauração com compósito. Como se pode ver na tabela (4-9) e nas figuras (3-9)(3-10). Efeito dos factores de microinfiltração do compósito dentário:

A-Contração de polimerização.

B- Co-eficiências de dilatação térmica

C-Absorção de água.

D- os pinos dentários.

4- 2-Força adesiva do adesivo supercola de cianoacrilato:

Na tabela (3-10), os testes combinados de cisalhamento e tração foram realizados para medir a força de adesão, aplicando força para remover a obturação das amostras da cavidade. Cada amostra contém oito dentes para um período de envelhecimento de 24 e 48 horas em solução salina fisiológica normal.

um resultado em fratura dentro do enchimento, o que sugere que a força adesiva é maior do que a força coesiva.

4- 3 Libertação de cianeto e formaldeído do adesivo de cianoacrilato:

Na tabela (3-10), são apresentados os testes realizados aos seis grupos de amostras termocicladas, incluindo a libertação de formaldeído e cianeto no fluido de envelhecimento destas amostras, e depois outros testes realizados ao adesivo de cianoacrilato de contacto direto em diferentes soluções de pH 4, 5,2, 5,9, 7, respetivamente, em diferentes períodos de envelhecimento, para conhecer a libertação de formaldeído e cianeto nesta solução, simultaneamente, com a medição do efeito da água neste adesivo de cianoacrilato de contacto direto.

Nas Tabelas (3-11) (3-12) (3-13) (3-14), são apresentados elementos de cianeto e formaldeído na libertação de fluidos adesivos de cianoacrilato. Utilizando o método de ensaio químico, não encontrámos qualquer libertação de cianeto ou formaldeído nos diferentes fluidos de envelhecimento em restaurações de amálgama e compósito de amostras isoladas.

Noutro teste de contacto direto do adesivo de cianoacrilato aplicado em lâminas de vidro mergulhadas noutros fluidos com diferentes concentrações de pH e com diferentes períodos de envelhecimento, não encontramos elementos indesejáveis.

Os diferentes níveis de pH são semelhantes aos níveis de pH da cavidade oral e dentária, que coincidem com o mesmo pH das cáries recorrentes sob as cavidades.

Não encontrámos qualquer elemento livre de cianeto ou formaldeído, o que está de acordo com artigos que demonstram a segurança na utilização médica e dentária (. Yogesh e Gohil. 1985), (Morikawa. 1990), (Jasmin etal,.1993).

4- 4 O efeito de diferentes períodos de envelhecimento e valores de PH da solução no adesivo de cianoacrilato (supercola):

Como se pode ver na tabela (3-14), há uma separação da camada de tinta adesiva de cianoacrilato da lâmina de vidro, não havendo efeito dos fluidos na dissolução do adesivo em diferentes períodos de envelhecimento e valores de pH. (Os diferentes valores de pH correspondem às condições da cavidade oral e dentária, que podem ser encontradas).

CONCLUSÃO

1- Os grupos A11 apresentavam microfugas marginais, mas os grupos de amálgama que apresentavam

   42% (0,68) (ligação com adesivo de cianoacrilato e 46% (0,75) com adesivo 3Mmultiuse em relação ao grupo de controlo (1,6) no período de um mês e aumentou com o tempo.

3- Microlekage, no lado gengival, tanto a cola multiusos 3M como o adesivo de cianoacrilato são semelhantes; no lado oclusal, contudo, a cola multiusos 3M dá o mesmo valor que no lado gengival, enquanto o adesivo de cianoacrilato dá um valor inferior à cola 3M.

2- Os resultados mostram que o adesivo de cianoacrilato apresenta um comportamento semelhante ao da cola multiusos 3M na microfugagem com enchimento de amálgama.

3- Não houve diferença na comparação estatística entre o adesivo de cianoacrilato e os adesivos multiusos da 3M, em diferentes períodos de envelhecimento.

4- Não se registaram libertações de elementos de cianeto e formaldeído de adesivo de cianoacrilato, ou seja, os resultados mostram que não foi observada toxicidade em nenhuma das amostras de fluido testadas.

5- O valor do pH para o adesivo de cianoacrilato é de cerca de 6 pH.

6- Não se registou qualquer efeito das diferentes soluções na dissolução do adesivo de cianoacrilato.

7- Os ensaios combinados de cisalhamento e tração foram realizados para medir a força de adesão, resultando em fratura no interior do enchimento, o que sugere que a força adesiva é superior à força coesiva.

SUGESTÃO

1- Modificação das propriedades do adesivo de cianoacrilato através da adição de uma quantidade de solvente químico como a acetona.

2- Aditamento de partículas de enchimento com adesivo de cianoacrilato quando utilizado como colagem de dentina.

   3- Medição, a produção de calor durante a cura.

REFRÊNCIAS

A

1- ADA Council on Scientific Afairs; ADA Council on Dental benefit Programs Statement on posterior resin based composites ;JADA Vol,129:1627-1628, 1997.

2- Ahmed Hammed Ali. Tese para obtenção do grau de Mestre em Ciências em medicina dentária conservadora. Universidade de Bagdade, Faculdade de Medicina Dentária. 2003. Avaliação da resistência de união ao cisalhamento de compósito a amálgama recém-condensada e fixada usando dois sistemas adesivos em estudo in vitro.

3- AL-Aubousi MM. Avaliação da microinfiltração de restaurações de amálgama convencional coladas localizadas no esmalte e na superfície radicular; tese de mestrado de 1999; Departamento de Medicina Dentária conservadora, Faculdade de Medicina Dentária da Universidade de Bagdade.

4- AL- Khafaji A.H.e Jacobsen P.H. (1982) desenho de cavidades para materiais de restauração poliméricos J Dent.Res. 61,555.

5- Alani AH, Toh CG. Deteção de microinfiltração em torno de restaurações dentárias: uma visão geral. Oper Dent 1997; 22:173-185).

6- AL-Hejazi A. Watersorption and solubility of hybrid and mocrofme resin composite filling materials.Saudi Dent. J. 2001;13:139-142.

7- Al-Jazairy YH, Louka AN. Effect of bonded amalgam restorationson microleakage. Oper Dent 1999; 24:203-209.

8- Al-Jbouri, M; Avaliação da microinfiltração de restaurações de amálgama com alto teor de cobre e convencionais quando se utiliza verniz de prata e ligação multiusos. . Tese de mestrado, Faculdade de Medicina Dentária, Universidade de Bagdade: 1998.

9- AL-Kafaji AH.Cavity desîgn in light of current knowledge and technology. Iraqi Dent. J. 1987; 13:174-156.

10- AL-Maadhidi, T; avaliação científica da preparação da cavidade CLIII para restauração com resina composta. Tese de mestrado, Faculdade de Medicina Dentária, Universidade de Bagdade: 1996.

11- AL-Nema MM. Um estudo para avaliar a integridade margeanale da liga de amálgama iraquiana in vitro. Tese de mestrado, Faculdade de Medicina Dentária, Universidade de Bagdad. 1994)

12- AL-Qaisi, SDS.1992:Uma avaliação do efeito do stress térmico na microinfiltração marginal de três tipos de ligas de amálgama dentária. Tese de mestrado, Faculdade de Medicina Dentária, Universidade de Bagdade.

13- Associação Dentária Americana; Conselho de materiais dentários, instrumentos e equipamentos. Sistema de ligação à dentina, uma atualização. JADA 1987;114:91-95.

14- Anderson MH, McCoy RB. Dental amalgam: The state of the art and science.3rd ed., Philadelphia, Saunders, 1993.

15- Anderwes J T, Hembree J H ,;Fugas marginais de ligas de amálgama com elevado teor de cobre.Estudo laboratorial. Oper.Dent;5;7- 10;1980.ASDC-J-Dent-Child. 1993 Jan-Fev; 60(1): 26-8.

16- Asmussen E.: Revisão clínica das propriedades físicas, químicas e de ligação da resina composta. Dentisteria Operatória, 10:61-73, 1983.

17- Asmussen E.: Clinical relevance of physical, chemical, and bonding properties of composite resin ;Operative Dentistry 10:61-73,1985.

B

18- Baratieri LN, Ritter AV.Avaliação clínica de quatro anos de restaurações posteriores de compósito à base de resina colocadas com a técnica total-etch. J Esthet Restor Dent.2001; 13(1): 50-7.)

19- Barber D, Lyell J e Masseler M: Eficácia da resina de copal sob restaurações de amálgama; J.of prosthet. Dent ,;14;533-536;1964.

20- Barkmeire WW,Cooly R. Sistemas adesivos de resina: avaliação in vitro da resistência de união à dentina e da fuga marginal. J. Esthet. Dent. 1989;1:67- 72.

21- Barrer RM.: The surface chemistry of solids.2nd ed., 1996, Capítulo 1:2-33.). (Innes DBK, Youdelis WV. Dispersão reforçada de amálgama J.Can.Dent. Asso.1963; 29:587-593.

22- Bauer J G,Henson J L .Microleakage. Uma medida do desempenho dos materiais de obturação direta revisão.J.Oper.Dent,1984;(9);2-9).

23- Bauer,JG. E Henson ,JL.:Materiais de preenchimento direto de microinfiltração em restaurações de classe V utilizando hermociclagem:Quintessence Int.:ll:765-769;1985.

24- Bayne SC, Heymann HO, Swift EJ. Atualização das restaurações de compósito dentário: J.Am.Dent.Assoc. 1994;125:687-701.

25- Ben -Amar A,Cardash H S, Judes H. O selamento da interface amálgama dente por produto de corrosão.! Oral Rehabil; 22(2): 101-104:1993).

26- Ben-Amar A, Lieberman R, Bar D, Gordon M Judes H. Microinfiltração marginal: o efeito do número de camadas de verniz da cavidade e o tipo de amálgama utilizado. Dent,Material:2(l):45-47. 1986).

27- Ben-Amar A, Lieberman R "Nordenberg D,Fischer J and Gorfil C.:The control of marginal microleakage in amalgam restorations using a dentine adhesive : apilot study :1987.).

28- Ben-Amar A, Casdash H S, Liberman R: Vamsh application techniqe and microleakage of amalgam restorations. Am.J.Dent.:6(2):65-68;1993).

29- Ben-Amar A, Casdash H S, Liberman R: Vamsh application techniqe and microleakage of amalgam restorations. Am.J.Dent.:6(2):65-68;1993.

30- Ben-Amar, A., Nordenberg, D., Liberman, R., Fisscher, J.E Gorfil, C.: O controlo da microinfiltração marginal em restaurações de amálgama usando um adesivo de dentina; um estudo piloto: 1987.Dent.mat.3; 94-96.

31- Berry FA, Parker SD, Rice D, Munoz CA.1996: Microinfiltração de restaurações de amálgama utilizando primários do sistema de ligação à dentina. Am.J.Dent: 9:4; 174-178.

32- Berry TG, Nicholson J, Troendle K. Quase dois séculos com amálgama: Onde estamos hoje? J Am Dent Assoc 1994; 125:392- 399.

33- Berry TG, Summitt JB, Chung AK, e OsbomeJW.Amálgama no novo milénio. JADA 1998; 129: 15471556.

34- Bowen R.L.: Material de obturação dentária compreendendo sílica fundida tratada com silano vinil e um aglutinante constituído por um produto de reação de bisfenol e acrilato de glicidilo; patente dos EUA, 3,60,112, 27 de novembro de 1962.

35- Bowen RL. Utilização de resina epoxídica em material de restauração. J.Dent.Res,1956;35:360-369.

36- Bowen RL.Ligação adesiva de vários materiais a tecidos dentários duros II.Ligação à dentina promovida por um comonómero surfactivo.J DentRes 1965;44:895-902.

37- Bowen RL.Compatibilidade de vários materiais com o tecido oral; os componentes da restauração de compósito J. Dent.Res,1982;61:654-658.

38- Braunwald, N.S., Gay, W., e Tatooles, C.J. (1966) Surgery 59, 1024-1030.

B uonocore M,Wileman W,Brudevold F.Areport on resin composition capable of bonding to human dentin surfaces J. Dent.Res. 1956 ;35:843- 851 citado por Swift EJ, Perdigo J. HeymannHO. Colagem ao esmalte e à dentina :abrif. História e estado da arte quintessência Int. 1995, 26(2): 95-110 .

c

41- Chappel RP, Cobb CM, Spencer P, Eick JD. Anastomose dos túbulos dentinários: um fator potencial na adesão adesiva? Prosthet Dent 1994:72:183-8.

42- Cim B A, Godoy F G.: Microinfiltração: O efeito do armazenamento e da duração do ciclo. J.Prosthet.Dent. 57(5) :574-576, maio 1987.

43- CobeJ F.: Desenvolvimentos na resina composta. Brit.Dent. J.157:440,1984.

44- Comelis H.P e Mourad B.:Uma comparação clínica a longo prazo entre uma liga de corte em ripas e uma liga de Dispers:Quintessence int.:5:565-570.

45- Craig RG - Materiais de restauração dentária. 10th ed ,St.Louis, VC Mosby, 1997.

46- Craig R G,; Restorative Dent. Mat. 10th ED.Mosby Year Book 1997).

47- Craig R G,; Restorative Dent. Mat. 10th ED.Mosby Year Book 1997).

48- Craig R.G: Resinas compostas; Dental Clinic of North America. 25; 2:233-236,1981

49- Craig RG, O'Brien WJ. Material dentário: propriedades e manipulação. 6th ed. St.Louis, CV Mosby, 1996.

50- Craig RG. Materiais dentários de restauração. 10th ed . Mosby YearBook 1997.

D

51- Davidson CL, De Gee AJ, Feilzer A. O compósito entre a resistência de união do compósito e a tensão de contração de polimerização. J. Dent ,Res,1984;63:1396-1399.

52- Dunn e Clark: Applied statistics, John Wiley & Sons, Nova Iorque, 1974).

E

53- Eames WB. Preparação e condensação de amálgama com baixo rácio de liga de mercúrio. JADA 1959; 58:78-38.

54- Eliades GC, Caputo AA, Vougiouk lakis GJ. Composição, propriedades de humidificação e resistência de união à dentina de um novo adesivo dentinário, Dent.Master 1985;1:170-178.

55- Elidades GC,Vongiouklakis GJ. Estudo de adesivos dentários à base de P e análise microbiológica de interfaces estimuladas com a dentina. Dent ,Master,1989;5:101-108.

F
56- Fabianelli A,Vichi A,Kugel G,Ferrari M.Influência dos sistemas de ligação self-etchingpriming na capacidade de selagem de restaurações de Classe II:avaliação de fugas e SEM.Trabalho apresentado na reunião anual da Associação Internacional de Investigação Dentária;6 de abril de 2000;Washington,D.C.

57- Ferrari M, Goracci G, Garcia-Godoy F. Mecanismo de adesão de três sistemas "one bottle" ao esmalte e dentina condicionados e não condicionados. J. Am.Dent. Assoc. 1997;10:224-230.

58- Ferrari M,Mannocci F ,Vichi A, Davidson CL. Efeito de dois tempos de condicionamento ácido na capacidade de selamento de restaurações de classe V com filme transparente Bond II. Am. Dent. 1997;10(2):66-70.

59- Flynn M.Six year evaluation of in vivo performance of cervical restorative materials - abstract- J.Dent.Res,1982;61214.

60- Fusayama T,Nakamura M, Kurosaki N, Iwaku M. Adesão sem pressão de um novo sistema de restauração adesiva. J. Dent.Res. 1979;58:1364-1370.

61- Fusayama T,Nakamura M,Kurosaki N,Iwaku M.Adesão sem pressão de uma nova resina de restauração adesiva.J Dent Res 1979;58:1364-72.

G
62- Galan,J.,Mondelli,J.e Coradazzi,J.L.:Fuga através das margens de restaurações de amálgama com dezoito meses de idade.JADR Programme and Abstract of papers,NO.243;1977.

63- Going,RE.:Microleakage around dental restorations: summarizing review .J.ofAmerica Dent. Asso.:84:1349-1357;1072.

64- Going,RE.,Massler M., AND Dute H.L :Marginal penetration of dental restoration as studied by crystal violet dye ,:J.of Am.Dent.Assoc,;61:285,1960)

65- Gottieb E W, Retief D H, and Bradley E L.p Microleakage of high copper and conventional amalgam restoration ,:3(53) :355-360;1985).

66- Grisdale,-J, Departamento de Educação Dentária Contínua, UBC (J-Can-Dent-Assoc. 1998 Oct; 64(9): 632-3.

67- Grossaman E.S, Mateijka J.M :Fugas marginais in vitro em restaurações de amálgama envernizadas e revestidas. J.Prosth. Dent.:69(5):469-474. 1993

68- Grossman L I.: Um estudo das obturações temporárias como agentes de selagem hermética, J.Dent.Res. 18:67-71,1939.

69- Gueerini A.: A history of dentistry, Philadelphia, Lea and Febiger 1909 citado por Raid Fahim, tese de mestrado, faculdade de medicina dentária, Bagdade.

70- Gwinnett AJ, Tay FR, Wei SHY. Colmatando a lacuna entre os fenómenos de ligação excessivamente seca e húmida da hibridização da dentina e dos tubos In:Shimono M,Maeda T,Suda H,Takayashi K,eds. Complexo dentina/polpa.Tóquio:Quintessence; 1996:359-63.

71- Gwinnett Aj,Tay FR,Wei Shy.Colmatando a lacuna entre o fenómeno de ligação por via seca e por via húmida da hibridização da dentina e do selamento tubular em:Shimono M.Maeda T, Suda H, Takaya Shi K, edsDentin/pulp complex Tokyo: Quintessence Int,1996;359-363.

72- Gwinnett Aj. Contribuição quantitativa da infiltração/hibridação da resina para a ligação à dentina. J.Am. Dent. Assoc. 1993;6(l)7-9.

H
73- Helvatjoglou-Antoniades M, Theodoridou-Pahini S, Papadogiannis Y, Karezis A. Microleakage of bonded amalgam restorations: Efeito da ciclagem térmica. Oper Dent 2000;25:316-323.).
74- Hembree J H .Taylar T.:Fugas marginais in vitro de restaurações de resina composta utilizando uma combinação de resina convencional e microenchida .Quintessence international ,813-815(12) 1985.
75- Herod, -E-L, Cyanoacrylates in dentistry: a review of the literature, J- Can-Dent-Assoc. 1990,Apr;56(4):331-4.
76- His Tao C., The use of amalgam as filling material in dentistry in ancient Chinaese Med. J.; 1958; 76:533-5;Citado por Green E.H.: Amalgam-Yesterday and tomorrow.Oper.Dentl979; 4:24-35.
77- Howdle MD, Fox K, Youngson CC. Um estudo in vitro da microinfiltração coronal em torno de núcleos corono-radiculares de amálgama colados em dentes molares tratados endodonticamente. Quintessence Int 2002; 33:22-29.
78- Hysch L. e Weinteb M M., Marginal fit of direct acrylic restorations ,JADA,56:12-13;1958.

I
79- Innes DB; Youldelis WV, Amálgamas reforçadas por dispersão. J.Canad.Dent. Assoc. 1963; 29:587-593.

J
80- Jasmin,-J-R; Muller-Giamarchi,-M; Jonesco-Benaiche,-N no seu estudo sobre o tratamento local da ulceração aftosa menor em crianças.Departamento de Pedodontia, UFR d'Odontologie, Nice, França.ASDC-J-Dent-Child. 1993 Jan-Fev; 60(1): 26-8.
81- Jasmin,-J-R; Muller-Giamarchi,-M; Jonesco-Benaiche,-N no seu estudo sobre o tratamento local de ulcerações aftosas menores em crianças (Departamento de Pedodontia, UFR d'Odontologie, Nice, França),
82- Jean-Michel Dietschi: Desenvolvimento atual dos materiais compósitos e da técnica. The Int, Aesthetic chronicles, 1996;8(7): 603-614.
83- Jeffrey M. Ayton, Polar Medicine, Australian.Antarctic Division, Kingston, Tasmânia, Austrália, Arct Med Res 1993; 52: 127-130).
84- Jendresen ND . desempenho clínico da nova resina composta para a erosão de classe V -abstract -,J.Dent. Res. 1978;57:339.
85- Jorgenesen, K.D.: The mechanism of marginal fracture of amalgam fillings; Ata odontologica Scandinavica: 23:347; 965.

K
86- K,Watanabe A,Nakabayashi N. Effect of smear layer on bonding to dentin prepared with bur.J Jpn Dent Mater 1995;14:109-16.
87- Kanca J. Um método de colagem à estrutura dentária utilizando ácido fosfórico como condicionador do esmalte da dentina. Quintessence Int. 1991;22:285 - 290.
88- Kanca J. Adesão dentária e o sistema All bond. J. Esthet Dent, 1991;3:192- 132.
89- Kanca J. Colagem húmida: efeito do tempo e da distância de escovagem J. Am. Dent.Assoc. 1996;9:273-276.

90- Kaneko,-R; Tohnai,-!; Ueda,-M; Negoro,-M; Yoshida,-J; Yamada,-Y, in study of Curative treatment of central hemangioma in the mandible by direct puncture and embolisation with n-butyl-cyanoacrylate (NBCA),(Department of Oral and Maxillofacial Surgery, Nagoya University Postgraduate School of Medicine, 65 Tsuruma-cho, Showa-ku, Nagoya 466-8550, Japan, www.kamohosp.japan.jp Oral-Oncol. 2001 Oct; 37(7): 605-8).

91- Kugel G, Ferrari M. A ciência da colagem, da primeira à sexta geração. J.Am.Dent.Assoc. 2000;131(6);250-255.

92- Kutcher,-M no seu estudo de Avaliação da eficácia do bioadesivo de 2-octil cianoacrilato para o tratamento de ulcerações orais, (University of North Carolina School ofDentistry.2002.).

L

93- Lage-Marques,-J-L; Conti,-R; Antoniazzi,-J-H no seu estudo de The use of Histoacryl in endodontics Liebenberg,-W-H no estudo de; Dental dam patch: an effective intraoral repair technique using cyanoacrylate , (Compend-Contin-Educ-Dent. 1998 Oct; 19(10): 1028-32.

94- Lin JC, Lin CW, Lin XZ, (Estudos in vitro e in vivo para regimes de cianoacrilato de etilo modificados para escleroterapia). Departamento de Engenharia Química, Universidade Nacional Cheng Kung, Tainan, Taiwan 70101, ROC. www.jclin.mail.ncku.edu.tw. Direitos de autor 2000 John Wiley & Sons, Inc.

95- Lioyd Baum, Melvein Rlund, Ralph W.: Textbook of operative dentistry 3 rd edition Philadelpia: WB Saunders company, Capítulo 9,1995.

M

96- Mahler e Bryant RW.Microinfiltração de ligas de amálgama: uma atualização.J.Am.Dent.Asso. 1996.

97- Majeed.M.O efeito de um sistema adesivo na fuga marginal de restaurações de resina composta de amálgama classe II. Tese de mestrado, Faculdade de Medicina Dentária, Universidade de Bagdade: 2001).

98- Malhorta ami; Asger K.: Análise de difração de raios X da fase gama.2 Sn-Hg em amálgamas de cobre superiores com diferentes teores de mercúrio.J.Dent.Res.1981; 50:149.

99- MarhlerDB, Netson LW.Os factores que afectam a fuga marginal da amálgama podem minimizar a fuga da restauração de amálgama. J. Am. Dent. Assoc. 1984; 108:51-54).

100- Marshall G.W:Alterações microestruturais da amálgama dentária por adição de cobre. J.Oral.Rehab.3:359-370;1976

101- Mason N, Ferrarai M;Cagidiaco; Davidson CL; Resistência ao cisalhamento de quatro adesões dentinárias aplicadas in vivo e in vitro . J.Dent.Res. 1996;245(3):217-222.

102- Mason PN,Calabrese M,Graif L.Resistência ao cisalhamento por extrusão modificada do novo adesivo 3M (resumo 256).J Dent Res 1998;77:1239.Prosthet Dent 1992;68:257-60.

103- Instituto de Tecnologia de Massachusetts, Escola de Engenharia do MIT). Folha de dados de segurança do material.Davidson Measurement Pty. Ltd.Endereço: 1-3 Lakewood Boulevard,Braeside, Victoria, 3195.DAVIDSON,Líderes no domínio da tecnologia de medição....since 1973).

104- McBain JW; JAOYNER RA: amálgama contendo estanho, prata e mercúrio Dent.Comsmos.1912; 54:64-50.

105- McCabe JF .Anderson's applied dental materials ,5th ed. Oxford, Blackwell Scientific Publications. 1985.

106- McCurdy   G.R.,Swartz,ML.,Philips,RW.E Rhodes,BE.:A cooperação da microinfiltração in vivo e in vitro de restaurações dentáriasJ.of Am.Dent.Asso.:88:593;1974.

[a]

107- Mclean JW, Kramer IRH. Uma avaliação clínica e patológica de uma resina activada com ácido sulfúrico para utilização em dentisteria de restauração. J.1952;10:255- 269.

108- Mjor IA,Nordhal I.The density and branching of dentinal tubules in human teeth.Arch Oral Biol 1996;41:401-12.

109- Mohammed R.AL.Jobouri /Avaliação da microinfiltração de restaurações de amálgama com alto teor de cobre e convencionais quando se utiliza verniz de prata e cola multiusos (estudo in vitro). Tese apresentada à Faculdade de Medicina Dentária da Universidade de Bagdade em cumprimento parcial do requisito para a obtenção do grau de Mestre em Ciências em Medicina Dentária Conservadora. 1998.

200- Moore DS, Johnson WW, e Kaplan 1.1995: comparação da microinfiltração de amálgama com um 4-META Liner e verniz copal. Int. J.Prosthodont: 8:5; 461-466.

201- Morikawa,-K no seu estudo de Estudo bioquímico sobre a aplicação de adesivos instantâneos de alfa-cianoacrilato em medicina dentária)/ Departamento de Endodontia, Faculdade de Medicina Dentária da Universidade de Ohu, Japão. Shikwa- Gakuho. 1990 Feb; 90(2): 201-24)

202- Moy, O.J., Peimer, C.A., Koniuchi, M.P., Hoeard, C., Zielezny, M., e Katikaneni, P.R. (1988) J. Hand Surg. 13A, 273-278.

N

203- Nakabay N,Pashely DH,Hibridização dos tecidos duros dentários. Takyo:Quintessence Int;1998.

204- Nakabayashi N,Kojima K,Masuhara E.A promoção da adesão através da infiltração de monómeros nos dentes.J Biomed Mat ,Res 1982;16:265-73.

205- Nakabayashi N,Pashley DH. Hibridização de tecidos duros dentários.Tóquio: Quintessence;1998. tags de resina em dentina condicionada.Am J Dent 1995;8:224-30.

206- Nelsen, RS, Wolcott, RB. E Paffenbarger, GC: troca de fluidos nas margens da restauração dentária.J.Am.Dent.Asso: 44:288; 1952.

O

207- Orologio GD,Parti C. Factores que influenciam a qualidade da teoria e prática da restauração de compósitos. Ariesdue S.R.L.carimate (Como.)Itália. 1996.

208- Ortengren U, Elgh U,Spasensoka V, Milleding P, Haasum J e Karissn S. Sorção de água e propriedades de flexão do cimento de resina composta. J.Prosthet. Dent. 200;13(2):141-147.

209- Ortiz RF, Phillips RW, Swartz ML, Osbome JW. Eficácia do agente de ligação de resina composta na microinfiltração e na força de ligação, J. Prosthet. Prosthet.Dent 1979 ;41:51-57.

300- Osbome JW, Gale EN. Relação entre a largura da restauração, a posição do dente e a liga metálica e as margens de fratura de amálgamas com 13-14 anos de idade, J. Det.Res.1990; 69(9): 1599-1601.

301- Otani, Y., Tabata, Y., e Ikada, y. (1996) J. Biomed. Mater. Res. 31, 157-166.

P

302- Pashley DH e Dedpew DD. Efeitos da smear layer, copalite e oxalato na microinfiltração Open Dent,1986;ll:95-102.

Payne J.; Poisoning from corrosive sublimate generated in the mouth from amalgam plugs in the teeth.Dent.Cosmos. 1974; 16:213-4;Citado por Geener EH: Amálgama ontem, hoje e amanhã.Oper.Dent.1979; 4:24-35.

303- Peter A. et al, Toxicity of cyanoacrylate adhesives and their occupational impacts for dental staff. Saúde Industrial 2004, 42, 207211.

304- Pilo R. Brosh T. Shapinko E. Dodiuk H. Durabilidade a longo prazo do sistema adesivo ligado à amálgama fresca. J. Prosth.Dent. 1996; 76:431436).

305- Prisma Bond. Estes agentes tinham primários de humidificação hidrofílicos e utilizavam o condicionamento total para conseguir a retenção micromecânica nos túbulos.(Dental Secrets, 2nd ed., Lisboa, Portugal).

R

306- Retief D H,Woods E. e Jamison H C. :Efeito do tratamento da cavosuperfície na fuga marginal em restaurações de resina composta de classe V). Revisão para a clínica, ligação de luz visível, JADA, vol. III. novembro, 1985.

307- Robinson,-C; Brookes,-S-J; Kirkham,-J; Wood,-S-R; Shore,-R-C, : Division of Oral Biology, Leeds Dental Institute, Leeds, UK.www. orl6cr.oralbio.novell. Estudos in vitro da penetração de resinas adesivas em lesões artificiais do tipo cárie, Caries-Res. 2001 Mar-Abr; 35(2): 13641.

308- Rosin M, Urban AD, Gartner C, et.al.Polymerization shrinkagestrain and microleakage in dentin-bordered cavities of chemically and light-cured restorative materials. Dent Mater.2002 Nov; 18(7): 521-8.).

S

309- Sakaki T. Fukushima T. Kawai. S.Matsumoto M. Effect of physical properties of direct bonding adhesives on bonding etched enamel, J.Prosth.Dent.1994; 71:552-559).

400- Shikwa-Gakuho. Departamento de Endodontia, Faculdade de Odontologia da Universidade de Ohu, Japão. 1990 Feb; 90(2): 201-24)

401- Silva M, Messer LB, Douglas W, Weinberg R.1985: Interações base-vamish em torno de restaurações de amálgama: avaliação espectrométrica e microscópica de vazamento. Aust. Dent.J: 30:2; 89-95.

402- Sock well CL.; Leinfelder KF; Taylor DF, Two years clinical evaluation of experimental additive amalgam. Reunião anual da AADR, junho de 1977.

403- Sock well CL.; Leinfelder KF; Taylor DF, Two years clinical evaluation of experimental additive amalgam. Reunião anual da AADR, junho de 1977.

404- Staninec M, Jow R W ,Kircos IT e Hoover CL: Estudo in vitro da indução de cáries na interface da amálgama dentária. Dent. Mater.:4:72-76;1988).

405- Staninec M,Hotlt M.Bonding of amalgam to tooth structure: tensile adhesion andmicroleakage test. J.Prosthet.Dent; 59(4): 397-402.1988).

406- Stowell EC, Taylor JB, WainWright WW. Influência da saliva na penetração marginal em obturações de amálgama in vitro. Programa e resumo de artigos do JADR 1962;65.

407- Sturdevant CM, The art and science of operative dentistry .3 rd de, St.Louis, CV Mosby 1995.

408- Sturdevant L M. Selantes de fissuras; estudos laboratoriais. Caries Res. 1974; 8:2-26, citado por Swift EJ, perdigao J, Heymann HO. Colagem ao esmalte e à dentina: Breve história e estado da arte. Quintessence Int. 1995; 26(2):59-110). 1995.

409- Sturdevent CM, Roberson TM, Hegmann HO . Sturdevent JR. A arte e a ciência da medicina dentária operatória 3rd ed ,Mosby,1995;Ch6:207-283.

500- Swift EJ, Hanson SE.Effect of new bonding system on microleakage . Am.J..Dent. 1989;2:77-80.

T

501- Tao L, Pashely DH. Efeito de diferentes tipos de camadas de esfregaço na resistência ao cisalhamento da dentina e do esmalte.Dent. Master. 1988;4:208-216.

502- Tavakoli, M.; "Adesivos e selantes em medicina, odontologia e farmácia - uma revisão de materiais e aplicações - Parte II, TWI Bulletin, março/abril de 2002)

503- Tay FR,Gwinnett AJ,Wei SH.O fenómeno over wet - estudo ótico e micromorfológico da humidade superficial na interface resina-dentina condicionada com ácido.Am J Dent 1996;9(l):43-8.

504- Tay FR, Gwinnett AJ, Wei SHY. Evidência estrutural de uma interface tecidular selada com a técnica de colagem húmida total etch, in vivo.J Dent Res 1994;73:629-36.

505- Tay FR, Gwinnett AJ. Weishy, o fenómeno do excesso de humidade: um estudo ótico e microrfológico da humidade superficial na interface dentina-resina condicionada com ácido, J.Am.Dent. Assoc. 1996;9(l):43-48.

506- Thetter, 0.(1981) Thorac. Cardiovasc. Surg. 29, 290-293.
Thumwanit,-V; Kedjarune,-U, : Departamento de Medicina Dentária Conservadora, Universidade Príncipe de Songkla, Hat Yai, Songkhla, Tailândia: Thumwanit,- V; Kedjarune,-U ,Citotoxicidade do cianoacrilato comercial polimerizado
em cultura de fibroblastos orais humanos, SO: Aust-Dent-J. 1999 Dec; 44(4): 248-52).

507- Titley K,Chercnecky R,Chan A,Smith DC.The composition and ultrastructure of resin tags in etched dentin.Am J Dent 1995;8:224- 30,U.S.Environmental Protection Agency,P.O.Box 1473,Merrifield,VA 22 116).

V

508- Van Dijken JW, Kieri C, Carlen M. Longevidade de restaurações extensas em sanduíche aberto classe II com um cimento de ionómero de vidro modificado por resina. JDentRes.1999 Jul; 78(7

509- Vanholder, R., Misotten, A., Roels, H., e Matton, G. (1993) Biomaterials 14, 737-743.

600- Viohl, em 1981, J.:Properties of Cu-rich silver amalgams partI,Quintessence Int,:12:731-737;1981.

601- Vote BJ, Elder MJ, (Departamento de Oftalmologia, Hospital Público de Christchurch, Christchurch, Nova Zelândia. WWW.eye.vote.clear.,2004.

w

602- Watanabe I,Nakabayashi N.Durabilidade da adesão de fenil-P fotopolimerizado em TEGDMA à dentina bovina retida por smear layer.Quintessence Int 1993;24:335-42.

Y

603- Yashiama M,Sano H ,Carvalho RM, Pashly DH. Mecanismo de adesão de um dispositivo autocondicionante/autopreparador ao esmalte e à dentina. J Haedtiss Biol. 1996; 5:331-35.

604- Yates JL, Murray GA, Hembree JH.1980: Vernizes para cavidades aplicados sobre bases isolantes: efeito sobre microfugas. Oper. Dent; 5:2; 43-46.

605- Yogesh,-T; Gohil,-K-S in study found ; Use of cyanoacrylate and calcium hydroxide as direct pulp capping agents--a clinical, radiographic and histopathological study). (J-Indian-Dent-Assoc. 1985 Apr; 57(4): 129-34).

606- Yoshiyama M,Sano H,Carvalho RM,Pashley DH.Mecanismo de adesão de uma resina adesiva auto-condicionante/auto-impregnante ao esmalte e à dentina.J Hard Tiss Biol 1996;5:31-5.

607- Yu XY, Joynt RB,Wieez Kowski G,Davis EL.Scanning electron microscopic and energy depressive X-ray evaluation of two smear layer mediated dentinal bonding agents Quintessence Int. 1991;22:305-310.

608- (نيكولاس مؤلف , العضوية المركبات تشخيص, الكاربونيل مجموعة كشف

د.كيرونيز/ جون ب انتركين,ترجمة موفق ياسين شذالة —(استاذ قسم الكيمياء /كلية علوم /جامعة الموصل.

الكيمياء العضوي العملي .الجزء الثاني .التحليل النوعي والكمي ترجمة عبيس كريم (.مطبعة جامعة صلاح الدين)

- 609-(الكشف النوعي و التحليل الشبة الماكروي ,المؤلف ارثر فوجن)

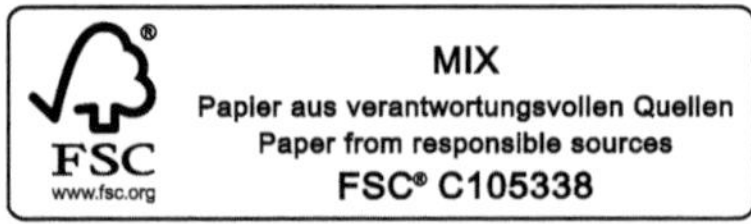